未病の医学

脳から出るホルモンが潜在意識を変える――

●田園都市厚生病院院長
春山茂雄

A GREAT REVOLUTION IN THE MEDICINE

はじめに

一九九五年に『脳内革命』を出版して、早五年が過ぎました。これまで多くの読者から驚くほどの反響をいただき、著者としては喜びと同時にいくばくかの戸惑いを感じたものでした。なにしろ、職員向けの教科書として、自費出版的に出したものが世の中の注目の的となったのですから、戸惑いを感じるのも無理からぬことでした。私どもの職員の中には医師や看護婦以外の者も大勢おります。そうしたスタッフたちにも理解できるようにわかりやすい表現を用いたのが、日本最大級のベストセラーになった大きな要因だと考えています。

しかし、好事魔多しと申しますか、案の定と申しますか、一部のマスコミからは猛烈、かつ執拗な攻撃を受けました。最近、周囲の人々からあれほどの異常な攻撃をうけたのになぜ潰れなかったのか不思議だとよくいわれます。しかし一方では、潰れないどころか、日本でもっとも栄えている病院の一つだともいわれています。私にも反省するところなしとは思いませんが、世間の人々に全般的には強く支持していただいた結果として、今日の隆盛があると思っています。

また、非常にわかりにくくて、難解なテーマを余りにもクリアカットに解説したために、医学界の大御所の神経を逆なでしたとも思われます。

しかし、東洋には「秘密の教え」という密教思想があります。これは、わかっているからといって、難しい専門用語で披瀝《ひれき》してはならないという教えです。あらゆる知識は人々の幸福のために使われるべきで、一部の専門家集団に独占されてはいけない。本人がわかっているからといって、単に専門知識を難解な言葉で披瀝するものではなく、その時代の人々の理解度に合わせて、わかりやすい言葉で有意義な情報を知らしめていきなさいといっているのです。また一方で、わかっていても人々の幸せのためにならないことは秘密にしておきなさいともいっているのです。たとえば、小学生に中学生、高校生レベルの講義をしたら、いっぺんに勉強嫌いになってしまうに違いありません。ですから、小学生のレベルに合わせた、すなわち小学生の目線に合わせた授業をしなさいとの教えです。

私の書いた『脳内革命』は、私の意図した目的とは別に、世の中の多くの悩める人々に人生の応援歌として役立ったようです。密教でいうところの「秘密の教え」としての教訓を守ったおかげで、多くの国民から望外のご支持をいただき、結果として奇跡的に生き残ることができたのです。いやそれどころか、二十一世紀型の医療体系として今日の隆盛をみているのだと確信しています。

いま、人類は新たな第三千年紀（ミレニアム）の時代に入りました。物質や知識は千年前と比較すると、驚異的に豊かになりましたが、人々の幸福感はそれほど変化していないのではないでしょうか。これは、物質や知識は人が幸せになるための必要条件の一つではあっても、物質や知識に比例して幸福になれるのではないということの証しに他なりません。

人々の幸福感は主観的なもので、客観性で決まるものではありません。ある対象物に対しての個々人の好き嫌いがあるように、幸せは各個人の主観で決まるものなのです。しかし幸福感を感じている人々に共通の現象が存在します。それは、脳波がα《アルファ》波優位となり、脳内には快感物質である脳内モルヒネ系（ホルモン）が分泌されているという状況です。すなわち、人々が幸福感を感ずる対象は有形、無形を問わず、各個人によって十人十色の違いが存在するものの、脳内の反応には脳内麻薬物質が分泌されているという同一現象が見られるのです。

私としては余り認めたくはないのですが、人の意識が物質にコントロールされていることは、否定しがたい事実と思われます。脳内で分泌されている物質は個々人の主観で決定されますので、主観を好ましい方向にコントロールできるようになれば、目まぐるしく変化する対象物や状況に振り回されることなく、人々の健康や幸福感に適した脳内物質である脳内モルヒネを分泌できるようになります。東洋哲学は五千年も前からこの様な原理に気づき、気功や瞑想法を開発し、人々の意識（想い）のコントロール法を提唱してきたのです。

主観をコントロールできれば、対象物によっていろいろな不安定な物質が分泌されすぎて、感情に振り回され、人々が不幸になることはないともいえます。いままでいやだなあ、不愉快だなあと思っていた対象物に対して、意識を調節できるようになれば、普通に思えたり、好ましく思えたりするようになります。したがってある程度、対象物に左右されないで、幸福感や満足感をもつことが可能となり、心は安定します。

今世紀に遺伝子が発見され、この遺伝子のプログラムを働かせたり、または働くときには、最初の段階では物質が必要であることがほぼ証明されました。体内の反応にはすべて物質が介在し、物質なくしては肉体的あるいは精神的反応は起こらないと思われます。目に見えようと見えまいと何らかの反応が起こるときは物質が先行して出てきて、反応を決定しているのです。多くの場合、この物質は主としてタンパク質です。想いで物質を決定

、物質で体内の反応は決定されます。想いはすべて物質化するのです。遺伝子とタンパク質は表裏一体の関係であるといってもいいすぎではないでしょう。

一個一個の細胞内には核という特別な空間があり、その内には二重らせん構造が存在します。すべての動植物は、複雑か簡単かは別にしてこの構造物を有します。これをＤＮＡと呼び、たった四種類の塩基と呼ぶ物質が連なって作られています。ヒトの場合、この塩基は三十億対あり、そのところどころにある、タンパク質を作り出す部分を遺伝子と呼んでいます。

ヒトの場合、約十万個の遺伝子が存在するといわれています。たった四種類の塩基が四個ずつ一組となり、二十個のアミノ酸が決定され、それらのアミノ酸が数個から数万個まで遺伝子の塩基の配列にならってつなぎあわされることで、ほとんどのホルモン（神経伝達物質）は作られます。ヒトが何か感じたり、想ったりすると、脳内ではその想いに対応してホルモンが作られます。これらのホルモンは体内で働く場合、一個一個の細胞や臓器に対して命令言葉として働きます。さらに、これらのホルモンの働きを止める分解酵素も実はタンパク質です。

ヒトは「想う」ことで、脳内で作用するホルモンとしてのタンパク質や物質を決定しています。脳内に分泌されたホルモンに対応して、神経を介して全身的な合目的的な反応が起こります。一度作り出された物質に細胞や身体の各臓器は絶対服従します。世間の人は、たかが想うくらいどうってことはない、と軽く考えていると思われますが、その想い方で脳内に作り出される物質が決定され、体内すべての細胞や臓器の働きまで決定されてしまうのですから、「想い」をもっと重要視していただきたいところです。

この脳内物質は目の前に存在する対象物で決定されるのではなく、その対象物を主観的にどうとらえ、どう思うかによって決定されます。つまり、自分の置かれている状況を肯定的にとらえるか、否定的にとらえるかによって、脳内物質は全く異なって分泌されます。それによって、以後の発想がポジティブになるか、ネガティブになるかが決定され、それが安心感や幸福感の差となります。ネガティブにとらえればとらえるほど、ヒトはストレスを感じます。ストレスが大きく、長く続くとヒトの免疫力は低下し、活性酸素の発生が増すことになり、その分だけ老化が進んだり、また生活習慣病などにもなりやすくなってしまいます。

このように病気になるのも防ぐのも、個々の「想い方」が大きく関与しています。東洋医学でいうところの「病は気から」という考え方は遺伝子的には大正解だったのです。遺伝子はホルモンの大部分を占めるタンパク質を作り出すプログラムであり、どのようなタンパク質を作り出すかは想いで決めていたのです。

しかも、想いは客観性はなく主観的なもので決定されます。従って主観を良い方向に変えるポジティブ・シンキングができるようになれば、ヒトは脳内ホルモンをコントロールでき、脳内ホルモンをコントロールできれば長寿や病気の予防も可能となります。

いま現在、全く健康ではないが、また病気でもない「未病」のゾーンにいる人々には、「想い方」をコントロールする東洋医学の瞑想法をぜひ身につけていただきたいと思います。健康ゾーンと病気ゾーンの人は合計して全体の三〇～四〇％といわれています。残りの六〇～七〇％の人々が「未病ゾーン」に属するといわれています。この方々に脳内ホルモンをコントロールする方法を身につけていただくことによって、健康と長寿を引き寄せていただき、国家予算の四〇％を占める三十一兆円を超えた国民医療費が少しでも圧縮できればとの思いを込めて、今回の『未病の医学』を書き上げました。

なお、今回の出版に際して多大なご協力をいただいた大日本印刷およびインパクト社のみなさんにお礼を申し上げます。

また、本文中で多くの文献や図書などを参考にさせていただきました。その主なものを感謝を込めて巻末に収載させていただきました。

二〇〇一年　二月　吉日

著者

目次

未病の医学

第1章 真の癒しは"人間を知る"ことで始まる

第2章 脳の機能から心の問題を解明

第3章　ボケは予防できる心の病

第4章　瞑想が心の病を解決する

参考文献

装丁———有限会社プッシュ
本文デザイン——有限会社プッシュ
編集協力——有限会社インパクト

［付記］

快感神経を興奮させる物質のすべてを、私は「脳内麻薬」または「脳内モルヒネ」（学術用語としてはendogenous morphine）と呼んでいる。

「脳内モルヒネ系」は、現在二十種類ほど確認されているが、その代表格であるβ《ベータ》―エンドルフィンは、非常にパワーは強いが間接的に働く物質であり、直接的に働く物質としてはドーパミンなどがある。β―エンドルフィンは、ドーパミンの分泌を抑える物質であるギャバの働きを抑え、「抑制の抑制は強化」というかたちで、ドーパミンの分泌を促進させているのである。

そのように、脳内の快感神経に間接的に働きかける物質と、直接的に働きかける物質とのあいだには、非常に密接な関係がある。そのため、私は脳内の快感神経に作用する物質のすべてを、「脳内モルヒネ系」と呼んでいる。「脳内モルヒネ系」とは、直接的・間接的を問わず、脳内の快感神経に作用する物質の総称である。

プロローグ

二十一世紀の脳内革命は心の問題をケアする

1 人々が求めているのは心のオアシス

医者というと病院の中にこもってばかりで世間を知らない頭でっかちというイメージがあるかもしれません。

しかし、実際に現場に立っている私のような臨床医は、案外、時代の流れを敏感にとらえているものです。

というのも、日々接している患者さんたちがある意味で"鏡"となって時代を映し出してくれるからです。

たとえば飢えた時代には栄養失調や脚気といった病が増え、決して世の中は豊かではないということを思い知らしてくれます。逆にバブル期のような飽食の時代には余計な栄養分を摂取しすぎたための糖尿病や高脂血症の心臓病が増加し、実に贅沢な時代になったものだと痛感させられるわけです。

では、二十一世紀を目前にしたいま、いったい患者さんたちはどのような時代を映し出しているのでしょうか。悲しいことに鬱病などで心を病んだ患者さんが増加しています。数年前に比べて確実に五割は増えているでしょう。

往々にして、時代が新しい面に移ろうとする過渡期にはこういった現象が色濃く表れるものです。

第二次世界大戦、太平洋戦争後、東西のイデオロギー対決の中で、西側、つまり資本主義という枠の中に組み込まれた日本は驚異的な経済成長を遂げました。日に日に大きくなっていく日本経済は日本人の心の拠り所となったといっていいでしょう。ところが旧ソ連の解体、ベルリンの壁の崩壊などを経て東西のバランスが崩れると、日本経済は不況のまったただ中に放り込まれてしまいました。世界的に見ても、おいしい思いをしているのはアメリカだけで、他の国々は大不況にあえいでいます。

こういった状況が長引くと、人はますます自分のことしか考えなくなりがちです。世界のあちこちで民族・地域紛争が絶えないのを見ていると、集団のエゴがぶつかりあって時代に澱みを生み出しているように感じます。日本の状況に照らしあわせてみても、不況による閉塞感の中、自分の明日でさえ不安なのに、他人に構っている余裕などないという考えが横行します。

実は自分のことしか考えない状態というのは鬱病の症状そのものなのです。ことあるごとに、私はまさに時代は「鬱」になってしまったといっています。

これから、時代はますます混沌としていくでしょう。しかし、一方でそれは新しいものが生み出される前段階であるともいえるのかもしれません。私は二十一世紀の大きなテーマを「情報」「女性」「個」「老人」「宇宙」の五つのテーマに分けて考えています。詳しくは各章で折々説明していきますが、これらのテーマに沿って大きく時代が変わっていくのは間違いありません。とりわけ情報に関してはインターネットの普及で、ビジネスから生活様式までありとあらゆるものが変容していくことが予想されるだけに、溢れ返る情報に囲まれていったい自分が何をすればいいのかがわからなくなってしまう人が続出するでしょう。そうした状況下では、ますます人々の心は歪んでいってしまう可能性が非常に高くなります。そこでいま一度私は、「脳内革命」で時代と人々の心を癒すためにはどうしたらいいのかを考えていきたいのです。

そのために私が計画していることの一つに心のホスピスを作るというのがあります。ホスピスというと死を迎えるための場所とのイメージが強いかもしれませんが、私はガンなどの重い病気による心的苦痛をとる場所だと認識しています。ホスピスに入る人の多くは死への恐怖から心理的に鬱状態になるため、牧師や心理学者が常駐することで心の痛みをとる治療も行われているなど、心の治療が重要な要素を占めています。私はそのホスピスの心をケアする部分を取り出し、多くの人を癒していきたいと考えています。

心のケアは、ときとしてケアされた人を支配することになりかねないだけに、こういうと、やれ宗教的だの、洗脳だのと批判する人も出てくるかもしれませんが、ここで重要なのはケアを必要とする人が自らの力で自らをケアするということです。これなら変なまやかしに惑わされることなく、自分の意志で自分の求める形へと変貌を遂げられるのです。

一方で、これは心の自然治癒力も高めることにもつながります。

これまでの『脳内革命』は体の自然治癒力を高めることを中心に書いてきましたが、二十一世紀の「脳内革命」は人間の心にもスポットを当てていきます。

2 未病の医学は心も癒す

最近、人々の健康に対する意識はうなぎのぼりに高まっているようです。医療に携わる者にとって、これは非常に喜ばしいことなのですが、よくよく考えてみると、どうひいき目に見ても、見せかけの健康ブームに過ぎないような気がしてなりません。街中に氾濫する雑誌の記事や広告を見渡すと、「これを飲んだだけでこんなに病気が治った！」などという情報が飛び交っています。はっきりいいますが、すでに病んだ体にそうしたものを使っても、いわれているほどの効果は望めません。それは、ビルを建ててみたものの、何十年もメンテナンスしないままに放置しておいて、いざガタがきたからといって、つっかえ棒をして補強しているようなものです。たとえ、一時的な効果はあったように感じても、根本的な解決にはなっていません。

そうした時代を背景に、私は『脳内革命』1と2を出版しました。幸いにも多くの人に読んでいただくことができ、ささやかながらも読者の健康維持の一翼を担えたと喜んでおります。

前作をお読みになった方はおわかりのことと思いますが、私はよく「未病」という言葉を使用します。これは東洋医学の言葉で、自分自身でも他人の目でも全くの健康体のように見えても、実は体の奥深いところでは臓器が弱っていたり、血がサラサラと流れていなかったりと、これから病気に陥る可能性があるということを指します。そうした未来に患ってしまうだろう大病を事前に防ぐという考え方が東洋医学の根底にはあります。

私はれっきとした西洋医学の医者ですが、ルーツは東洋医学にあると考えています。四歳のときから祖父に「もみ」、つまり鍼灸《しんきゅう》指圧の修業をやらされたのをきっかけに東洋医学の世界に足を踏み入れ、一応祖父から免許皆伝の称号をいただいております。西洋医学を学んだのは理論的に説明がつかない部分が大きい東洋医学の効果をなんとか解明したいという気持ちからです。そうした背景があるからこそ、私は東洋と西洋を融合した目をもって医療の現場に立っていると自負しています。

だからこそ、人を病気にさせない「未病の医学」が私の大きなテーマとなっています。

本来ならば、病気になってから医者が診察するようではいけません。全ての医者には「病人が来たら医者は手をついて謝れ」ぐらいの気持ちがなければならないのではないでしょうか。

心の問題にもこの未病の医学の精神で取り組んでいかねばなりません。いや、心の問題は未病の医学で取り組まなければならないといい切ってしまってもいいくらいです。

なぜなら、心の病気は体の病気に比べて治りにくいからです。体の傷は、時間が経てば傷口は治癒しますが、心の傷はそう簡単には治りません。

いい例が過食症の患者さんたちです。心の寂しさを食欲を満たすことで埋めようとするため、一日中ものを食べては吐き、吐いては食べてを繰り返します。そういった患者さんは、喉に手を入れてまで吐き出そうとするため、手の甲に吐きダコができてしまいます。

いかにも痛々しいのですが、それでも食べるのを止められないままに苦しんでいます。こうした過食症を治すには大変な時間を要するといわれています。なかには、十年近くも過食症に悩まされ続けているという方もいらっしゃいます。悲しいことに、死んでしまえば食べ続ける苦痛から逃れられるとばかりに、自ら命を絶ってしまう方も少なくありません。

いうまでもなく、心の病は決して侮れません。死へ直結する末期ガンに匹敵するほどの重い病へと変貌する可能性を充分に秘めています。ましてや、ますます高齢化社会が進むと、いわゆる老人性のボケの増加が懸念されています。現在、六十五歳以上の約六〜七％の人がボケにかかっているといわれています。しかし、一人できちっと生きていけないという意味で「半ボケ」の状態にある人はおそらく三人に一人はいらっしゃるのではないでしょうか？

実はこのボケは鬱病と密接な関係をもつ病です。時代が取り巻く鬱の空気は、ボケ患者も増加させてしまう可能性が極めて高いのです。こうしたなかで、ボケを患う人やボケ予備軍をどう癒すか、進化した脳内革命の大きなテーマの一つはここにあります。

3　WHOも認めた瞑想の効能

昔から不老不死というのは人間にとって永遠のテーマでした。たとえば、古代中国の始皇帝は不老不死の妙薬を手に入れるために国中の学者を総動員して医学に関する様々な研究を行ったといいます。ところがどうあがいても生命には終わりがありますから、始皇帝の願いは叶うべくもありません。

しかし、その研究は全くの無駄には終わりませんでした。結果として漢方薬が体系化され、病気を事前に防ぐ未病の医学の思想が誕生したからです。

こうした東洋医学の歴史的な背景から考えると、私は「不死」は無理だが、「不老」は実現できると考えています。実際、人間の精子や卵子は老いることはなく、何歳になってもあふれんばかりの生命のパワーを秘めています。もちろん、細胞としての死は避けられませんが、それでも死ぬまで元気な状態にあることは確かです。

人体にこういうパワーをもつ細胞がある以上、体全体を死ぬまで老いることなく極めて健康な状態に保つことはできないはずがないと考えるのはごく自然の成りゆきではないでしょうか。東洋医学の理念がそれを体現していますし、いわゆる老衰の状態で死を迎えるのが、人間にとって一番自然な形です。究極の医学というのは不老学にある、私はそう確信しています。

この不老の域に達するためには、体だけが健康だというのではダメです。心も健康な状態にないと「不老」には到底近づけません。心が健康だというのはまさに幸福感に満たされている状態のことです。そこで私は心も体も共に健康だという状態を表現するのに、「健康」ではなく「健幸」という言葉を使って差別化を図っています。

確かに肉体が人体の基盤を成している以上、病気になると苦痛が生じてしまって心の幸福感はなかなか得られません。だからといって、体は心よりも大切なのかといえば、決してそうとはいえません。心の健康が重要だということは、WHO（世界保健機関）でも認めている事実です。かつてWHOは人間の健康を「身体的健康（フィジカル・ヘルス）」「精神的健康（メンタル・ヘルス）」「社会的健康（ソーシャル・ヘルス）」の三つに分けていました。身体的健康とは文字どおり体の健康のこと。精神的健康についてはその意味から察すると「情感的健康（エモーショナル・ヘルス）」といい換えた方がいいかもしれません。五感を通して自分の中に入ってくる事象に対しての健康のことで、その最たる例が恋愛なのではないでしょうか。好きな人を見ることで、その声を聞くことで、あるいは手を握ったり、抱きしめたりすることで、人間は快感を得られます。恋愛以外でも、電車の中で隣に座った人が歯槽のう漏でひどい口臭を放っていたり、自分の家の庭の草がジャングルのように伸び放題になっていたら、あまりいい気持ちはしません。五感を満足させる心地よいものに引かれる状態を端的に表した言葉が情感的健康なのです。

恋愛は別として、情感的健康はお金があればなんとか満たされてしまうのが特徴といえます。お金ばかりに固執するのは決していいことではありませんが、心地よい音楽を聞きたいなら安売りのヘッドホンステレオよりは高価なオーディオセットの方が断然いいに決まっています。もっと財力があれば自宅に音響室などを作ってしまうかもしれません。その一方で、社会的健康はお金では決して買えません。周りにいる人々から支持を受けたり、いい存在だと思われたりしたいというのが社会的健康。つまり、社会的健康とはその人の人徳によるところが大きいのであって決してお金で得られるものではありません。

もっともこの三つの健康が満たされているからといって、人間は真に幸福になれるというものでもありません。近年、ＷＨＯでもそれに気付き、「霊的健康（スピリチュアル・ヘルス）」という概念を取り入れました。この場合の「霊的」とは「自然界に存在するものではなく、人間の心にわき起こった観念（とりわけ気高い観念）の領域に属するもの」

と説明されています。あのお堅いＷＨＯでさえ「霊」という領域に足を踏み入れたのです。

これは東洋でいう瞑想と密接な関わりをもっています。私は瞑想とは宇宙の中に満ちている言葉とつながること、既成概念を捨ててＤＮＡと対話することだと思います。宇宙といっても物質的・空間的なものではなく、人間の意識の集合体とか、あるいは神や仏といい換えてもいいでしょう。瞑想の達人である空海上人は、室戸岬で断食し、とことん肉体を痛めつけたとき、宇宙の意識というか法則が理解できたといいます。瞑想することで宇宙という人間の存在を超えた価値観とつながり、いわゆる悟りを開くことができたというわけです。つまり、宇宙を通して人間同士の魂が根底の部分でつながりあうことができたときこそ「霊的健康」を得られるのです。そのための方法はいまのところ瞑想しかありません。二十一世紀は瞑想が大きな鍵を握る時代になるでしょう。

それにしても欧米文化を根底にもつＷＨＯが、東洋的で霊的な健康を叫ぶのですから時代も変わったものです。私は東洋と西洋の医学の接点にいる数少ない医者であると自負していますが、ようやく世間が私の考えに追い付いてきたのだな、と実感しています。

このＷＨＯが定義した四つの健康については、本書の中でたびたび触れていきますので、どういう意味の言葉なのかを頭の片隅に入れておいてください。

第1章

真の癒しは”人間を知る“ことで始まる

1 人間は四つの脳をもっている

脳内革命を出版して以来、「あなたの専門はなんですか?」と尋ねられる機会が増えました。このシリーズは外科的な話はもちろん、脳内モルヒネをはじめとする脳に関する話題、精神医学や栄養学の知識などを織りまぜながら書きましたし、東洋医学的な視点で現代医学を語ったりもしています。ですから、いったい春山は何者なのだろうと不思議に思う方がいらっしゃるのも無理もないことなのかもしれません。

これは著書だけでなく病院の中や講演などでも同じです。様々な角度から話をするので、よく「話が飛ぶ」と指摘されることがありますが、最後まで話を聞かれた方にはわかりやすいとお誉めの言葉をいただいております。

さて、私自身の専門ですが、臨床医として病院に訪れる患者さんを診療したり、肝臓・胆嚢・膵臓に関する論文を書いて博士号をもらったりしていますから、一般的にいう西洋医学の臨床外科ということになるでしょう。しかし、そうした枠に留まりたくないというのが私の願いですし、同じ病気でも西洋医学に留まらず多様な側面からみていった方が、治癒への手がかりがつかみやすいことを現場で体験し強く実感しています。

ですから私は自分の専門を「人間学」だと答えるようにしています。私の中の大きなテーマは、医学を通じて「人とはなんぞや」を解明したいということです。個人によって程度の差こそあれ、どんな人でも自分が何者かという哲学的命題に思いを馳せたことはあるでしょう。陽炎のような全く意味のない存在なのか、それとも何かの目的に向かって突き進んでいる存在なのか、とにかく人間は何のために生きているのかを人間の体を通じて考えていきたいのです。

こうした問題は哲学の領域になります。太古から現代に至るまで、数多くの哲学者が様々な形で自分の考えをまとめてきましたが、その根底にあるのは「人間とは何者なのだろう」というテーマであるように感じます。医者が哲学めいたことをいうのはおかしい、黙って患者をみていればいいという意見も出てくるかもしれませんが、それは大きな間違いです。古代の哲学者は医者であり、芸術家であり、数学者であり、様々な学問を究めた人たちでもありました。

ソクラテスやプラトンと私が同じレベルにあるなどという気は毛頭ありませんが、学問を究めようとすれば、おのずと哲学の領域に足を踏み入れることになると思います。この哲学に関しては二十一世紀型人間と密接なつながりをもつものだと考えるので、後で詳しく述べようと思います。

ボケなどの心の病を予防するにも、やはり人間を知るという行為が重要になってきます。そのためにこの章ではいくつかの側面から人間というものの謎について考えていきます。

まず、プロローグで記した「身体的健康」「精神的（情感的）健康」「社会的健康」「霊的健康」の四つの健康を思い出してください。この四つは脳の構造と密接なつながりがあります。

実は、脳の構造も同様に大きく四つに分けることができます〈図表1〉。脳の中核にはもっとも原始的な原脳といわれる「爬虫類脳《はちゅうるいのう》」があります。それを覆うようにあるのが大脳辺縁系《だいのうへんえんけい》にあたる原始哺乳類脳《げんしほにゅうるいのう》、すなわち「犬猫脳」で、またその外側には大脳新皮質の「人間脳（新哺乳類脳）」があります。そして、この三つとは別の、人間の前頭部でできたもっとも高級とされる脳が「前頭前野《ぜんとうぜんや》（前頭連合野）」です。

この四つの脳と四つの健康がどのように関係するかは、各々の脳の特徴をみていけば簡単に理解できます。

原始的な脳である爬虫類脳は自律神経系などの生命としての本能の部分を司っています。獲物をみつけたら即座に襲いかかって食欲を満たす。敵が来れば一目散に逃げ出す。

図表1　ヒトの四つの脳

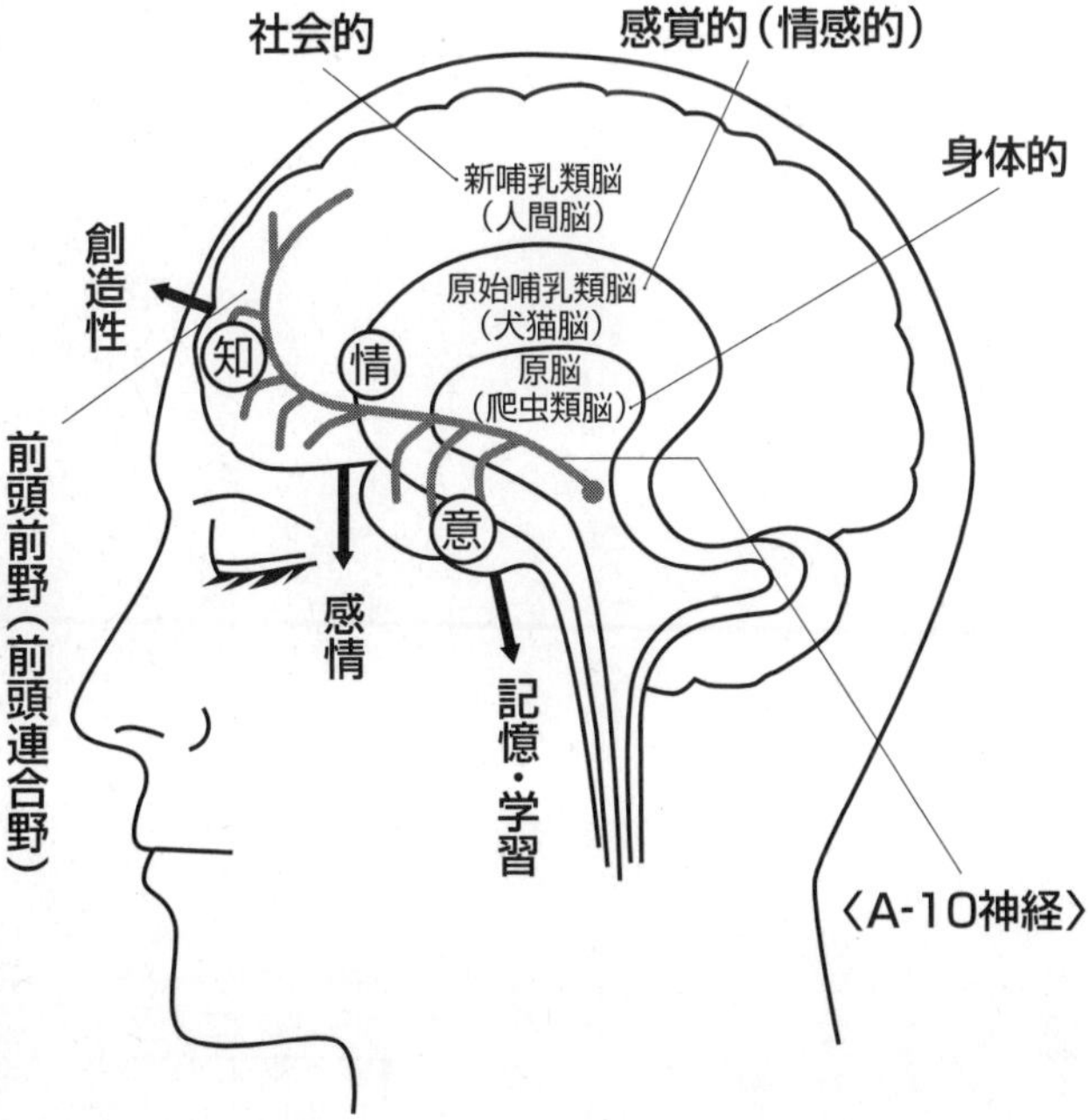
社会的
感覚的（情感的）
身体的
新哺乳類脳
（人間脳）
原始哺乳類脳
（犬猫脳）
原脳
（爬虫類脳）
創造性
知
情
意
前頭前野（前頭連合野）
感情
記憶・学習
〈A-10神経〉

異性がいれば生殖行為に走る。爬虫類は自分が生き残るために、自分にとって都合のいいことしか行おうとしません。

それと同じ脳が人間の中にも組み込まれています。自分の肉体を守って生き残ろうとするのは生命としてのごくごく基本的な要素だけに、すでにもっとも原始的な脳に本能としてインプットされているのです。外敵から身を守るというと現代社会ではピンとこないかもしれませんが、危険といい換えるとわかりやすいでしょう。普通の精神状態だったらわざわざ車の往来の激しい道路を無理矢理横断しようとする人はいませんし、手すりも何もない高いところに登ったら体がすくんでしまうはずです。病気や怪我だって立派な外敵と考えることもできます。ゆえに、爬虫類脳は四つの健康の中でも生命を維持しようとする身体的健康の役目を担っているのです。

爬虫類脳に比べ、犬猫脳はやや高度になっており、生命にとって損か得かではなく、「快・不快」「好き・嫌い」で物事を判断するようになります。エサをあげたり撫でたりすると犬や猫は喜びますし、反対にポカリと叩くと怒りをあらわにします。感情というには単純すぎますが、爬虫類にはこういう感情表現はできません。

こうした快・不快の感情は五感に反応するものです。つまり、犬猫脳は五感を通した心地よいものを求める情感的健康とのつながりが強いといえるでしょう。

三番目の人間脳は人間を人間たらしめている部分です。感覚や意識などの中枢として働き、余りにも肥大化したため右脳と左脳の二つに分かれることで機能しています。身体的能力では脆弱な人間が他の動物を凌駕する高度な文明をもつことができたのも、人間脳のおかげです。

もうおわかりだと思いますが、人間脳は社会的健康と対応しています。社会的な名声や支持を得ることで癒されるのは人間独特の思考なのです。

そして、私がもっとも注目する霊的健康には前頭前野の機能が重要な意味をもっています。前頭前野で注目したいのは脳内の快感物質である特殊な脳内モルヒネとの面白い関係です。普通、脳内モルヒネが出ると、あまり出すぎないようにとギャバという物質がブレーキをかけるように働きます。しかし、前頭前野が刺激されて特殊な脳内モルヒネが出るときに限ってはストップがかからないのです。

『脳内革命1』で脳内モルヒネは「前頭前野をどんどん使いなさい」という神様のメッセージであると書きましたが、あれから五年の歳月を経て、なぜそんなメッセージが出ているかがおぼろげながらも見えてきました。

人間は前頭前野をどんどん使って発達させることで、新たなステージへと進化しようとしているのではないか——そう考えるようになったのです。爬虫類から、犬猫などの原始哺乳類、そして人間へと進化した過程は脳の構造としてはっきりと記されています。新たに成長してきた前頭前野の存在は、人間がさらに進化する可能性を秘めている証しなのではないでしょうか？

その進化の形の一つが宇宙意識とつながることだと思います。そうなると、前頭前野は霊的健康との関わりが深いといえるでしょう。宇宙とつながる瞑想にも、この前頭前野の働きが大きな役割を担っているのでは？　私はそういう仮説を立てるところから始めたのです。

2　欲こそ幸せの上手なれ

人の幸せというのは、人それぞれによってその形は異なるのでしょうか？　誰しもが幸せになりたいと願いつつ生きていることに違いありません。そして、その基本にあるのが心も体も健康な状態で天寿を全うするという思いでしょう。この幸せというものを追求することは、人間とは何かを考えるとき、とても重大な手がかりになります。

私は幸せを考えるとき、そして追い求めるとき、人々が本能的にもち合わせている「欲」が大きな意味をもっていると考えています。ややもすると、欲は汚いものであるとか、争いの種になるとか、あまりいいイメージがわいてこないという一面がありますが、すべてが悪いものだとはいい切れません。

動物も人間も誰でも欲をもっています。究極的には欲のない人間は存在しません。欲はお金や名声を欲しがるというものだけでなく、旅行に行きたいとか、健康でいたいという意志も欲ですし、そもそも生きようとする意志自体も欲です。

人間は欲の塊だといってもいいでしょう。

この理由については物理学的に考えるとてもわかりやすいと思います。現在、すべての物質はエネルギーの変形で、厳密にいえば本当の意味での物質はないという考え方が物理学の中核を成しています。

たとえば、すべての物質の基礎を構成する原子の中心には原子核があり、さらに極小を見ていくと、ニュートリノ、そして、それより小さな単位で表すとヒッグス粒子というものがあるということがわかっています。このヒッグス粒子はあると仮定しないとおかしいだけで、実は何もないという奇妙な存在なのです。つまり、極小のものの最終形はゼロだということになり、この世の物質の存在も確実なものではないということがおわかりいただけることと思います。

そんな曖昧な世界で人間をつなぎとめているのが欲です。欲があるからこそ、人間という存在をこの世につなぎとめておくことができるのです。

こうした欲に関しては、上手に説明しているのが、空海上人が紹介した般若理趣経という教典です。簡単にいえば、この教典では人々に欲を伸ばせという教えを説いています。般若理趣経の中に「欲は清浄にして菩薩の位なり」という言葉があります。これは欲はものすごくきれいなもので、非常に高い位であるということを意味しています。

もちろん、目先のお金や名声に対してだけ反応する欲がいいというのではありません。先ほども述べたように欲には様々な形があります。わかりやすく説明するために、欲の種類にあわせて脳が三つに分化したと考えてみましょう。

欲には大きく分けて「小欲」「中欲」「大欲」の三つがあります〈図表2〉。

小欲は自分のことしか考えられない個を尊ぶ欲のことです。これは別に恥でもなんでもなく、自分を守って個が存在することが成長過程の第一段階ですから、誰にでもある欲の

図表2　4つの脳、4つの欲、4つの健康の定義

WHOの健康定義	四つの欲	四つの脳
1.身体的健康 <PHYSICAL HEALTH>	小欲	爬虫類脳 （原脳）
2.精神的（情感的）健康 <MENTAL（EMOTIONAL） HEALTH>	中欲	犬猫脳 （原始哺乳類脳）
3.社会的健康 <SOCIAL HEALTH>	大欲	人間脳 （新哺乳類脳・大脳新皮質）
4.霊的健康 <SPIRITUAL HEALTH>	霊的な欲 （宇宙欲）	前頭前野 （前頭連合野）

ことを指します。食欲とか性欲、攻撃欲、逃避欲など人間の個を守るための本能的な欲は、すべて小欲に分類されます。

小欲と関係する脳は脳のコア的な部分にある原始的な爬虫類脳です。ここは自律神経系をコントロールし、自分を守るために働きます。人間に照らしあわせてみると、ちょうど赤ん坊がこの脳を使って生きています。おなかが空けば泣く、便意を催せばおむつに垂れ流しという具合に赤ん坊は自分が生きるためだけにしか行動しません。つまり、小欲は生命を維持するのには欠かせない欲といえます。

当然のことながら、赤ん坊は成長すると感情をもち、母親があやすと笑ったり、喜んだりします。もっと成長すると感情の幅も広がり、最終的には恋愛感情をもつようになります。プロローグでも申し上げたとおり、

恋愛感情に突き動かされると、人間は五感で快と感ずるものを取り入れようとします。

感情によって五感に快と感じるものを取り入れようとする段階が中欲です。対応する脳は物事を快か不快かで考える犬猫脳です。

しかし、中欲ではまだまだ自分のことしか考えていません。ここからステップアップすると大欲となり、一対一の個のつながりだけでなく、人間全体のバランスを考えてコミュニケーションするようになります。この段階では人間脳としての大脳新皮質が関与してきます。

つまり、大欲とは自分のことは犠牲にしても、人間全体にとって幸せなことをしようとする意欲です。ガンジーやマザー・テレサといった偉人たちも大欲によって行動したといってもいいでしょう。これが大欲の段階で、社会全体のことを考える人間脳の機能と合致しています。

私はこの三つに加えて、二十一世紀は「霊的な欲」という第四の段階が訪れると考えています。社会という地球的な考え方の大欲を通り越して、宇宙というメカニズムに人間も同調していこうというもっと高いレベルに人々は向かっているような気がします。すなわち「霊的な欲」とは自然界に存在する物質的なものを求めるのではなく、宇宙の意識と一体化したいという心にわき起こった気高い観念に属する欲です。宇宙欲と言ってもいいでしょう。

これには前頭前野が鍵を握っています。人間脳よりも新しい脳だけに社会的なつながりだけでは前頭前野は満足しません。これだけ経済や医学が発達した社会に、人間は満足していません。現に、インターネットの出現により、社会のつながりが強固になっている一方で、ますます人間自身は孤独を感じるようになったのではないでしょうか?

そこで人間同士のつながりだけでなく、森羅万象全般とつながりたいという意識が生まれてきています。それが宇宙的な意識とつながる可能性を秘めた前頭前野の願いなのです。

こうして見てみると、脳の機能、欲の分類は、WHOの定めた四つの健康と驚くほど内容が一致しています。やはり、人間は新たなステップへと歩み出そうとしている。そんな気がしてなりません。

3 DNAという名の言葉

人類が発明したものの中で、もっとも重要なものの一つに意味を伝えるための「言葉」があります。我々は言葉を使ってコミュニケーションし、個々の知恵をお互いに分け与えあうことで、文明を高度なものへと発展させてきました。もちろん、良きにつけ悪しきにつけ言葉によって、優しさや怒りといった感情をダイレクトにわかりやすく伝えることができるようにもなりました。

この意味を伝えるための言葉は何も日本語や英語などのいわゆる言語だけではありません。この世のありとあらゆるものはある種の言葉で構成されているのです。

東洋思想と、西洋の思想の源泉であるキリスト教には、この言葉に関する認識で共通点があります。いい方は違いますが、どちらも「宇宙に言葉ありき」という定義をもっています。この場合の言葉は一つの符号というか、ルールといい換えた方がいいでしょう。

その一つの例が化学式です。酸素は「O」で表される元素が二つ集まって構成されていることから、「O_2」というように表現します。

この場合のOは、化学式を作った人間がたまたまOを選んだからそうなったわけで、別に「P」でも「あ」でもなんでもよかったのです。酸素を「ああ」と表現してもいっていることは全く同じ。しかし、「O」とか「あ」とか名付けられた言葉が二つ集まれば「酸素」になるというルールは、仮に人間が存在しなくても永遠に不変なのです。

酸素に限らず、こうした元素のほとんどは地球だけでなく宇宙のあらゆるところに存在しています。そして、そのどれもが同じように化学式というある種の言葉によって表現することができます。つまり宇宙は言葉で構成されているといってもいい過ぎではないでしょう。

もちろん人間の体も元素的に見れば言葉で構成されています。ところが、それ以上に素晴らしいある言葉が私たちの中に満ちています。いや、正確には人間だけでなく、ライオンからアメーバ、草木に至るまで、地球上に存在するありとあらゆる生命体はすべて同じ言葉によって存在しているのです。

それがＤＮＡ、すなわち遺伝子です。

遺伝子は四種類の塩基が結び付いた高分子の物質です。一つの遺伝子の中の塩基の延べ数は三十三億個にも達するだろうといわれています。

面白いことにこの塩基はアデニン（Ａ）、グアニン（Ｇ）、シトシン（Ｃ）、チミン（Ｔ）のたった四種類しかないのです。これらが三個の組み合わせで様々な種類のアミノ酸を作り、「足を速く」とか「鼻を高く」などという遺伝情報という言葉を表現するのです。

もちろん、遺伝情報は身体的な特徴だけでなく、性格的な部分にも影響を与えます。自分の行動の一部、それどころかもしかすると人間の存在のすべては遺伝子による「ああしなさい、こうしなさい」という命令の言葉によりコントロールされているのかもしれません。

この遺伝子の構成は人間に限っては、どの人でも〇・一％の違いもありません。この〇・一％が個体差を生み出しているわけですが、逆にいえば人間は九九・九％、つまりほとんどすべて同じ生き物だともいえます。

それなのに、病気になりやすい人とそうでない人がいるのはどうしてなのでしょうか？

それは環境や既成概念が人の健康状態までをも変えてしまうからだと思います。もちろん遺伝子の中に決定づけられた病気というのもあるでしょうが、それ以上に環境などの後天的な要素が大きな影響を与えています。実際、一卵性双生児の赤ん坊を全く別々の環境で育てたら、片方は健康なのに片方は病気がちだという例もあります。

では、どうしてこうなるのかといえば、病気になるという言葉が入った遺伝子の鍵を開けてしまったからです。私は、遺伝子はなんらかの外的な要因がなければその機能を発揮しないものだと考えています。その外的な要因は意識、つまり脳がそうさせていると考えるとわかりやすいでしょう。プラス思考で肯定的なことを強く思えば、体に有用な遺伝子が働きますし、マイナス思考で悪いことばかり考えれば、病気を司る遺伝子が働いてしまうというわけです。

世間では脳の仕組みはコンピュータによく似ているといわれます。コンピュータにはキーボードがあって、そのキーを操作することによってコンピュータの機能をコントロールします。脳の中のキーボードを操作するのは「想い」です。脳は指をもっていないかわりに「いやだなぁ」とか「いいなぁ」という「想い」でキーボードを操作します。

この「想い」でキーボードを操作し、遺伝子に働きかけると眠っている遺伝子のプログラムが開放されます。すべての遺伝子情報は鍵がかけられて働かないようになっているのですが、この鍵を開ける物質はタンパク質です。このタンパク質は想いによって作られ、活性化するのです。つまり、想うことをしなければ必要な遺伝子の鍵は開けられません。強く想うことで体の中で物質（言葉）は活性化され遺伝子の鍵が次々と開けられます。すると、新しい言葉として働く新たなタンパク質が作られ、体が活性化されると同時に、右脳の中でイメージが作られ、それが左脳の中で言語化されるようになります。

ヒトは「たかが想うくらいどうでもいいではないか」と安易に考えがちですが、この「想う」という操作で脳の中のキーボードを操作していると思われますので、どう想うかという主観的な動作が非常に重要になります。同じ対象物を見ても、十人十色で価値判断が変わりますから、脳内のキーボード操作も十色に変化するわけです。それによって脳の遺伝子内で神経伝達物質というある種の「言葉」が次々と作られ、一個一個の細胞に伝達されます。

こうした言葉は意識で想ったとおりの言葉（主としてタンパク質で綴られた言葉）として作られた神経伝達物質です。体の中のすべての細胞がこの言葉である神経伝達物質に絶対服従するのです。神経伝達物質の性質を決定するのは目の前の客観的な対象物ではなく、私たちの主観です。

同じものを見ても「いいなぁー」と想う人もいれば、「いやだなぁー」と想う人もいて、この人たちは脳内ではまったく異なったホルモン（言葉）を作っています。「いいなぁー」と想った人は気分がゆったりとするホルモンを脳内に分泌しますし、「いやだなぁー」と想った人は闘争的になるホルモンを分泌します。これにより体の一個一個の細胞は全く逆の反応をしますので、いかに想うことが重要であるか想像がつくと思います。すべての想いは物資化（言語化）します。たかが想うくらいたいしたことないじゃないかと私たちは気楽に考えていますが、深く想う「想い」は大変重要なのです。

「想い方」の違いで脳内のキーボードは全く別のものが押され、全く別のホルモンとしての物質が分泌され、体全体の反応は「想い方」で全く別の反応を示します。いろいろな想い方でいろいろな脳内活性物質としてのホルモンが出てきて、この物質が言葉として遺伝子にも作用して遺伝子を活性化、それまで眠っていた遺伝子の働きを誘導して覚醒させるのです。

いいなおせば「想い」は物質化するということができます。想っただけで物質ができてしまうのですから、気軽にネガティブな「想い」をもつとそのことだけにエネルギーが消耗されてしまいヒトとしての高いレベルの発想のキーボードが使えなくなってしまいます。反対に目の前の出来事はすべて当たり前として受け止めるポジティブな想いをもてば、自分の左脳の体験的解決策としての記憶だけでなく、右脳の中に眠っている先天記憶まで動員され、ひらめきが働き、ベストに近い選択肢が選べます。

この状態がＷＨＯのいうところの霊的健康と深く関係しています。目の前の雑事にいちいちネガティブに反応していては、ヒトとしての高い思索が生まれてくる余裕はなくなるわけです。逆に目の前で起こることはすべて当たり前として受け止め、ポジティブな発想をもつと、ヒトは深い思索に入り、物欲に振り回されることのない気高い観念が生じ、周囲の人々はそのような人間を貴重な存在として認め、尊敬するようになります。そのような人々が霊的健康を手にするのです。

同様に、瞑想することでもなんらかの遺伝子の鍵を開くことになります。ですから、瞑想で遺伝子に隠された人間の新たな才能が引き出される可能性もあるわけです。

事実、先ほど申し上げたＤＮＡの四つの塩基で構成できるアミノ酸は二十しか存在しないのですが、理論上は二百五十六までアミノ酸を作れるキャパシティーがあります。残り二百三十六のアミノ酸が出現すれば、人間はいまよりも先のレベルに行くことができるでしょう。人間が地球に登場して約二百万年。我々はまだまだ進化のごく初期の段階にいます。

現在、日本を含めた世界中の国々で「ヒトゲノム解析」というすべての遺伝子情報を解読する一大プロジェクトが進行しています。これが完成すれば、ガンやエイズといった難病への有効な対抗手段はもとより、「人とはなんぞや」という人間の永遠のテーマを解明する道が開けるでしょう。私自身、医者としても、また一人の人間としてもこの結果を非常に楽しみにしています。

4 体もホメ言葉で癒される

みなさんにとって心が癒されるというのは、どんなときでしょうか？

ある人は美しい音楽を聞いているときというでしょうし、またある人はフカフカのベッドで心地よく眠っているときとか、中にはカラオケで大声を上げて歌っているときという方もいらっしゃいます。

いうまでもなく、いわゆる「言葉」も我々を癒してくれます。たとえば、仕事で大きな成果を上げたり、自分の成績が上がってホメられると、またがんばろうという気になってきます。あるいは、困っている人を助けて感謝されたりすると、「ありがとう」のたった一言だけでも、なんだかとても気分がよくなってきたりします。

人間の心はホメ言葉によって癒され、そして明日へと向かう活力をみなぎらせます。

これは心だけでなく体にも当てはまります。

人間の体の全細胞は五十兆~七十兆個の細胞からできていますが、そのいずれの細胞も全く同じ遺伝子構成をしています。したがって同じ遺伝子という言葉で構成されている以上、ホメ言葉を投げかければそれだけ体全体が活性化することになります。

脳は我々の思考だけに限らず、人体の機能のすべてを管理しています。筋肉の動きや神経系はもちろん、体を構成する七十兆個もの細胞の一つ一つをも管理していますから、その性能は何百億円もするスーパーコンピュータさえ比べ物にもならないほど優れています。

この脳と体のやりとりも、「言葉」によってなされています。末端の細胞が発する「バイ菌に感染したよ」という情報は、神経細胞などを伝わって脳へと辿り着きます。すると、脳は「殺菌効果のある白血球の数を増やせ」といった内容の命令を下すとともに、NGF（神経発育因子）という特殊なタンパク質を、バイ菌に感染した細胞だけでなく、情報をしっかり伝達した神経細胞などにも与えるように働きます。

このNGFこそが体内のホメ言葉になります。NGFを多く受け取った細胞は活発に活動し、寿命も長くなるということが確認されています。脳はNGFを使って、情報を上へ上へと流そうとする細胞ほど「よしよし」とほめ、細胞はそれを励みにしてますます元気になり、いろいろな情報をより速く、より多く伝えるような神経回路が発達してきます。

ですからホメ言葉であるNGFがより多く出るように脳や体を鍛えれば、脳細胞も活性化し、不死は得られないもののいつまでも老いることなく若さが保てるはずです。

ただし、どんな生き物でも、生まれ出でて、世の中で活躍し、そして死を迎える、というのが遺伝子に秘められた一つの流れに仕組まれています。死は遺伝子にプログラムされた避けられない事実なのです。

とはいえ死は運命なのだから受け入れるしかないといわれても、ストレートに「はい、そうですか」とはなかなか割り切れません。やはり人間は生きようとする意志がありますから、どうしても恐怖感を覚えてしまいます。

ところが、脳には死への恐怖感を消し去ってくれるシステムが秘められています。

数年前に立花隆さんが『臨死体験』という本をお出しになりました。立花さんの言葉を借りれば、臨死体験とは「事故や病気などで死にかかった人が、九死に一生を得て意識を回復したときに語る、不思議なイメージ体験」ということになります。つまり、死にかかって三途《さんず》の川の手前まで行ったが、先祖にまだ早いから来るなといわれて引き返した、といった話のことです。この本では日本をはじめ、世界各国から臨死体験を集め、鋭くその実態に迫っています。

私が関わった患者さんの中にも、臨死体験をした方が何人かいらっしゃいます。その方たちも立花さんの本に登場する方と同じように「三途の川の向こう岸でおじいちゃんが手招きしていた」とか、「カラフルな光の世界に足を踏み入れた」というように話されていました。ですから、あの本を読んだときにはたいへん驚きました。

もっとも、私は臨死体験があるから、死後の世界も存在するという気はありません。むしろ人間の感覚でいう死後の世界は存在しないと考えています。かといって、臨死体験が錯覚だとも思っていません。これは脳の中で起きている現象としてはちゃんと存在していると言い切ってもいいと思います。

私が注目したいのは、臨死体験者たちの多くは、「非常に気持ちよい感覚に包まれる」という点です。この気持ちよい感覚のおかげで、みな、死の恐怖を忘れてしまったといいます。つまり、臨死体験は人間が気持ちよく死んでいけるために遺伝子にプログラムされているものではないかと考えるわけです。この体験こそ「これまでよくやった」という脳の最後のホメ言葉なのでしょう。その際には脳から大量に出る脳内麻薬が存在しているかもしれません。そうでないと臨死体験者が語っている快感の説明がうまくできないのです。

「ボケ」もある意味では死を忘れるための脳の防衛手段と考えることもできます。ボケてしまえば、何も考えられないので死の恐怖に震えながら晩年を過ごす必要もありません。もちろん、死の瞬間も認識できないでしょう。

だったら、みんなボケてしまえばいいという乱暴な意見がありそうですが、やはりボケないではっきりとした意識のまま、大往生するというのが一番の幸せでしょう。そのためにはボケ以外で死の恐怖に打ち勝つ手段を見つける必要があります。

おそらく、その手段とはヒトの意識が霊的に宇宙とつながることであると私は信じています。

5　遺伝子のコピー機・テロメアが死を司る

最近、遺伝子の中に「テロメア」という物質が存在することがわかりました。

このテロメアとは、いうなれば遺伝子のコピー装置です。細胞は老化すると死を迎え、これを補う形で新しい細胞が分裂していきます。このとき、細胞の遺伝子情報をコピーするのに、テロメアが役立っています。そこで、ここでは遺伝子のコピーとはどういうことなのか、簡単にご説明しておきましょう。

テロメアは〈図表3〉のように遺伝子の両端に存在します。細胞が古くなると、このテロメアの上にプライマーという物質がくっつきます。プライマーは遺伝子コピーのスイッチと思ってください。スイッチが入ると、プライマーにDNAポリメラーゼが付着して、遺伝子をコピーし始めます。DNAポリメラーゼはコピー機のような役割をすると考えればわかりやすいでしょう。

テロメアはプライマーを支える土台本体といえるのですが、普通のコピー機とはわけが違います。オフィスやコンビニなどで見かけるコピー機はどんなものでも全く同じようにコピーしますが、テロメアは一度コピーが行われると、最初にプライマーが付着した部分だけ短くなって生まれてくるのです。だいたい五十回もコピーされるとテロメアは完全に消失し、その細胞に死が訪れるというわけです。

テロメアは年齢が若ければ長く、高齢者になると短くなることから、寿命とテロメアが密接に関わっていることがわかっています〈図表4〉。また、テロメアを使い果たした組織は病気になる確率が非常に高いという傾向もあります。

テロメアはいわば生命のメジャーです。テロメアが長ければ、それだけ生命のパワーがあるということですし、短ければ生命力が落ちているということになります。

ところが、不思議なことに、人体にはいくらコピーしても全くテロメアが短くならない遺伝子を有した細胞も存在しています。それは精子と卵子です。両者ともいくら遺伝子をコピーしても、トカゲの尻尾のように何度もテロメアが生えてきます。この二つは何歳になってもあふれんばかりのパワーに満ちあふれています。精子と卵子は生命の根源に関わっているだけに、このような力が与えられているのかもしれません。

ですから、こうしたテロメアが短くならない細胞を研究すれば、もしかすると、限り無

図表3　テロメアの仕組み

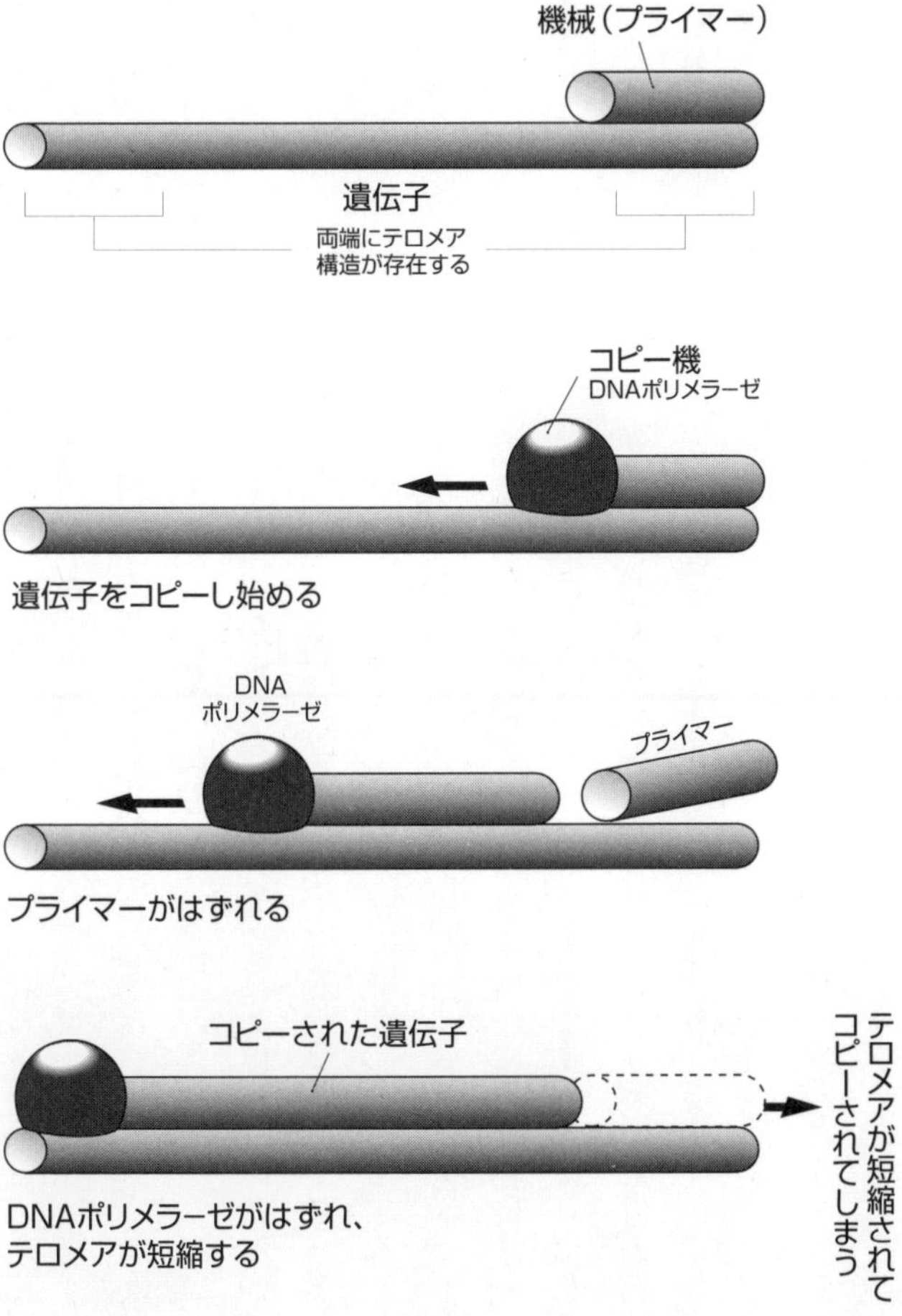

機械（プライマー）
遺伝子
両端にテロメア
構造が存在する
コピー機
DNAポリメラーゼ
遺伝子をコピーし始める
DNA
ポリメラーゼ
プライマー
プライマーがはずれる
コピーされた遺伝子
テロメアが短縮されて
コピーされてしまう
DNAポリメラーゼがはずれ、
テロメアが短縮する

図表4　テロメアの長さの変化

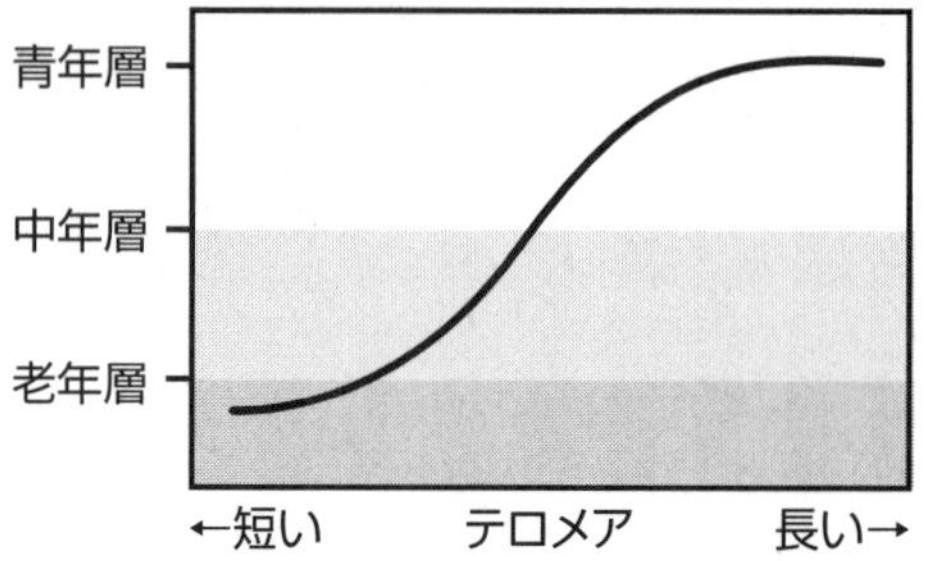

く不死に近い生命体が誕生するかもしれません。実際、テロメラーゼというタンパク質にはテロメアを短くしない効果があることがわかっています。しかし、そんなことをしたら人類は滅びてしまうでしょう。

テロメアが短くならないものはすべて人体にとっていいものだとは限りません。実はガン細胞もテロメアが短くならないのです。ガン細胞はほとんど退化することなく、いつまでたっても増殖し続け、体を侵そうとします。宿主である人間が死んでしまえば、ガン細胞自体も生き長らえることはできないのですが、そんな先のことにはおかまいなく、ひたすら増殖します。その姿は恐ろしいの一言に尽きます。だからこそ、ガンはやっかいな病気なのです。

ガンは体の細胞すべてを同じ色に染めようとしています。多様性を排除し、唯一の存在だけが勝利を得ようとしている形は、遺伝子の根本原理と大きく違っています。人間が不死を手に入れて、同じ人間だけが生き残っていくようになるというのもある意味では「ガン」だということができます。

多様な形があればこそ、種は保存されていくのです。かつて、進化論を唱えたダーウィンは、適者生存という説を唱えていました。簡単にいえば、現在、生き残っている種は環境にもっとも適した勝利者で、適合できなかったものは死滅していくという話です。

これに間違いはないのですが、正解ともいい切れません。いまでは自然は多様性を維持しようとしていると考えられているからです。つまり、「勝利者」だけでなく、弱い種でも未来へと生き残る可能性があるということです。その理由としては、一つの種だけにこだわってしまうと、もしその種がなんらかの原因で滅びてしまったら大変なことになるというのが第一にあげられます。

だからこそ、遺伝子はいろいろな可能性を残そうとしています。人間という一つの種の中でも同様で、一つの遺伝子だけが生き残るというわけにはいきません。一人の遺伝子だけが生き残ってしまうと、仮にその遺伝子だけに発症するウイルスが出てきたらひとたまりもありません。

だからこそ外部から人為的にテロメアを長くするのはよくないのです。ただし、自分の中だけでテロメアを短くしないよう努めるのは問題ありません。テロメラーゼは「テロメアよ、短くなるな」という言葉です。この言葉をより多く体に投げかけてやれる人こそが長寿を全うできるのです。

6 遺伝子の法則は「四苦」

遺伝子はらせん階段とよく似た構造になっています。竜巻きのようにぐるぐると巻かれた線の上には、先に述べたように階段の段差の代わりにアデニン、チミン、グアニン、シトシンの四つの言葉がのっており、これらによって様々な遺伝情報が伝えられます。

らせん階段とちょっと違うのは、線が二重になっているという点です。どちらの線にも全く同じ情報がのっているので、一見すると無駄なようですが、こうなっているのには極めて合理的な理由があるのです。

仮にみなさんのご自宅の階段が壊れてしまったとしましょう。この階段が非常にデリケートな設計になっていて、設計図がないと修理が不可能なほど精密にできていたとすると、いくら腕のいい大工さんを呼んでも、何も見ないで修繕することは難しくなります。

その点、遺伝子の二重らせん構造はお互いに設計図の役割を担っています。片方の線が切れたとしても、もう片方の線の同じ場所にのっている遺伝情報をそのままあてはめればいいわけですから、すぐさま修理できてしまうのです。

このような遺伝情報を守るシステムが存在するのは、それだけ遺伝子が体にとって重要だということです。

もちろん、修理できるのは線が一本だけ切れた場合の話です。二本とも切れてしまうと、もはや修復は不可能となります。近年、ガンの原因は二本とも線が切断された遺伝子に原因があるのではないかといわれています。実際にガンを発生する可能性が高いといわれている放射線を人体に当てると、遺伝子の線を両方とも切断する確率を高くしますから、この説は信憑性が高いといっていいでしょう。

さて、遺伝子の働きは親の情報を子に伝えるだけではありません。遺伝子によってつなげられたアミノ酸がタンパク質を合成するという重要な機能もあるのです。遺伝子によって作られたタンパク質には私たちの体の構造を作る鉄筋のような役目のほか、いろいろな物質を作るための道具としての役目、そしてホルモンや神経伝達物質のように情報を伝える役目などがあります。ですから、遺伝子情報が壊れてしまうということは、体が破壊されてしまうことと同じことになります。遺伝子は単なる情報の記録媒体ではなく、人間の生命活動をも支えているのです。

遺伝というものがあるのが発見されたのは、十九世紀中ごろに活躍したメンデルによってですが、遺伝子の実体であるＤＮＡ（デオキシリボ核酸）の存在が明らかになったのは、一九五〇年代に入ってからのことです。

しかし、東洋では何千年も前にすでに遺伝子の存在を予見していました。それを如実に表している言葉があります。みなさんもよく耳にする「四苦八苦」という言葉です。

四苦とは「生」「老」「病」「死」の人間の四つの苦しみを表した仏教用語です。これに「愛別離《あいべつり》」「怨憎会《おんぞうえ》」「求不得《ぐふとく》」「五陰盛《ごおんじょう》」を加えて八苦となりますが、ここでは最初の四苦に注目します。

まず生とは生まれてきたことそのものを表しています。この世に生を受けることは喜びであると同時に、生まれてこなければ苦しみを味わうことはありません。表は裏であり裏は表であると考える東洋の「陰陽虚実」そのものの考え方です。遺伝子がなければ生命は存在しませんから、この「生」は遺伝子と密接な関わりがあるといえます。

「老」は文字どおり老化すること。老化は前項で説明した遺伝子のテロメアが関係することから、これも遺伝子の働きを指しています。

「病」も、前述のようにガンなどの病気は遺伝子が切断されて発生するとされていますし、ほかにも遺伝子が傷つくことで病気になってしまうケースは多々あります。生活習慣病の多くにこうした遺伝子が関係しているのです。

最後の「死」は遺伝子のテロメアがなくなってしまった状態のことを指します。つまり、遺伝子の中に含まれた死のプログラムです。

しかし、これで終わりではありません。面白いことに、生から死と来て、それで終わりというわけではなく、陰陽虚実の考え方と同じで、死からまた生へとつながっているのです。いい例がアポトーシスという、胎児が母体の中で成長していく過程で行われる細胞自滅です〈図表5〉。つまり細胞が死ぬことで新しい細胞が積極的に生まれ、胎児の器官が形成されていくという現象です。

また、大きな目で見れば、先祖の死がなければ我々の生もありません。また、我々の死も子孫の生につながっていくのです。そして、遺伝子は人間全体の過去と現在、未来をつなぐ役目を担っているというわけです。

図表5　胎児の手が形成される場合のアポトーシス（細胞自滅）

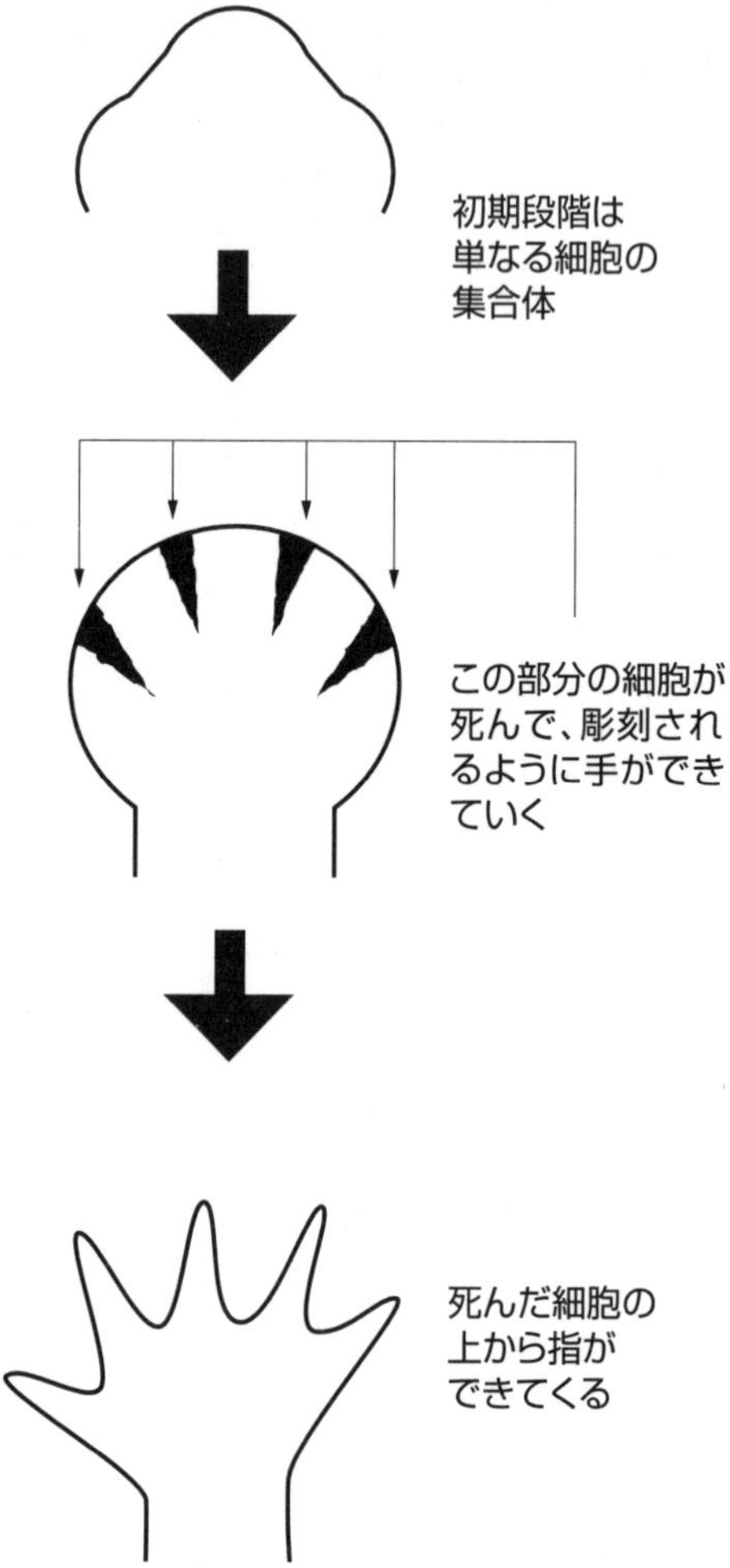
初期段階は
単なる細胞の
集合体
この部分の細胞が
死んで、彫刻され
るように手ができ
ていく
死んだ細胞の
上から指が
できてくる

もしかすると、四苦を考え出した東洋の先人たちは遺伝子と対話していたのかもしれません。私が何度もいってきた「宇宙とつながる」ということは、遺伝子との対話でもあります。瞑想などにより遺伝子の声なき声を聞き分けたからこそ、四苦という思想が後世に残ったのでしょう。

7 クローンは人を滅ぼす

つい最近までSF小説の中の話でしかなかったクローン。そのクローンである羊のドリーが誕生し世間を賑わせたのは記憶に新しいところです。このニュースを受けて、新聞やテレビでクローンの倫理問題が盛んに議論されていましたが、それは確かに許されるべき問題ではないという見解を示した政府が多く、実質的に人間のクローンは禁止された格好になっています。

この判断は正しいと思います。

人間は父親と母親の二種類の遺伝情報を半分ずつ引き継いでいます。そして、自分の子供には自分と配偶者の二種類の遺伝子を伝えます。つまり、父親か母親どちらかと全く同じ遺伝情報をもつ人間は理論上存在しないといえます。一卵生双生児のような特別なケースもありますが、同じ両親から生まれていますし人為的に作り出されたものではないので、自然がＯＫを出した問題のない形態だと思われます。

確かに、全く別の親から偶然で同じ遺伝情報の人間が誕生する可能性も全くないとはいい切れません。しかし、確率的にはそれは人工衛星から矢を放って地上に置いたリンゴに命中させるよりも難しいことでしょう。

遺伝子は多様性を維持することで、人類に様々な可能性を残そうとしているのです。しかし、クローン技術は全く同じ遺伝情報の人間を誕生させてしまいます。これは自然の摂理に反する行為です。場合によっては、人類という種を滅亡させてしまう危険性さえはらんでいます。

これは人間が無意識に理解していることだと思います。その証しとして挙げられるのが近親相姦をタブー視している事実です。

近親相姦によって生まれた子供は、同じとはいわないまでも似たような遺伝情報をもってしまいますから、これはある意味で人間のクローン化行為に近いといえるでしょう。

周知のとおり、近親相姦による子供は身体的精神的に弱い人間になってしまう例が多々見られます。だからこそ、法律的にも二親等以内の親兄弟間の結婚を禁じています。

もっとも、医学的にいうと親戚同士の結婚もあまりおすすめできません。実際、同じ血統を守ろうと血族内結婚を繰り返す一族の人間は、ダウン症などの病気を発症する確率が高いようです。親戚との結婚でさえこのような状態なのですから、親兄弟内の近親相姦だったらどういうことになるかは簡単に想像できるでしょう。

動物や植物でさえ近親相姦がよくないことだとわかっています。たとえば野生のサルのオスは、ある年齢に達すると群れを離れます。その後いろいろな群れを渡り歩き、生涯の伴侶を見つけ、そこに定住するようになります。このような行動をするのは同じ群れにずっといたら、同じ血統が濃くなってしまうからです。おそらく遺伝子に「群れを出なさい」というプログラムが組み込まれているのでしょう。

また、スギやマツなどの花粉は同じ木の中では受精しません。花粉を放つおしべと受精するめしべはほとんど隣り合っているのにもかかわらず、このようなシステムができあがっているのです。まさに驚くべき自然の摂理です。

こう考えると、人間だけでなくすべての生物においてクローンは作ってはならないのかもしれません。一事が万事とはよくいいますが、生命の樹の一部が病めば、それが全体にも伝わってしまいます。クローンによって食糧危機が防げるなどのメリットはあるのはよくわかります。しかし、クローン化した食糧を摂取することで、我々の体がどんな影響を受けるのか全くわからないのです。生命原理に背いた種が全く問題ないとは考えにくいと思いませんか？ クローンについてはもう少し慎重に考えた方がいいでしょう。

もっとも、私はクローン実験のすべてを否定するわけではありません。これによって人類は様々な知識を得ることができました。私自身も一連のクローン実験で確信したのは、どうやら生命にとって母性の方が重要なのではないかということです。

それというのも、クローンを作るときは卵子がないと不可能だからです。現在の技術ではＳＦ映画や小説によくあるように、培養液の入った容器の中で細胞を増殖させてクローンを作るというのは不可能で、メスの卵子に別の個体の体細胞の核を埋め込むことでクローンが誕生するのです。クローン胎児が育つのもメスの子宮の中。乱暴な言い方をすれば、オスは必ずしも必要ではありません。メスさえいれば子供は生まれるのです。

クローン実験ではっきりしたことは、女性の体の中には不思議で驚異的な生命のパワーが秘められているということ――私はそれを確信しました。

8 薬に頼っていると自滅する

私は薬が大好きです。

といっても、医学的な現代化学薬を指していっているのではありません。ハーブや野菜などの自然の中にある薬のことです。

それらの薬は私たちが日ごろ口にする食事の中にあります。食事の効果は人間が日々活動するためのエネルギーの蓄積だけではありません。東洋医学には「医食同源」という言葉があります。これは食事によって体を正常な状態に戻す行為を意味しますが、きっとご存じの方も多いと思います。しかし、言葉は知れ渡ったとしても、医食同源の思想が定着したとはいえません。街を歩けばいたるところにファーストフード店が立ち並ぶ様を見ておわかりのとおり、欧米スタイルの脂肪分の多い食事が浸透し、そして栄養の偏った食生活を送る人たちの数は増加の一途を辿っています。

こうした乱れた食生活によって生じた身体のアンバランスを、現代化学薬で埋めようとするのはよくありません。確かに最近の薬は薬局で市販されているカゼ薬でさえ驚くほど効果があります。鼻水が止まらなかったのに、カゼ薬を飲んでものの十分もするとピタッと鼻水が出なくなって体が楽になったという話もよく耳にします。

しかし、急速な回復はそれだけ体に大きな負担をかけているともいえるのです。その場ではよくても、そこにはいつの日か体に単なるカゼ以上の悪影響を及ぼす因子があるはずです。

だからこそ、現代化学薬に頼らない「医食同源」の思想を実践していただきたいと切に希っているのです。たとえば、最初に上梓した『脳内革命1』などで触れてきましたが、納豆や豆腐などの精進料理はいつまでも脳の若さを保ち、おのずと体を健康にします。こうした脳と体にいい食事には、実は体の中の言葉ともいえる神経伝達物質（ホルモン）を活発に働かせる効果があります。

前述したように、遺伝子を構成する四つの言葉は二十種類のアミノ酸を作り出しますが、これらのアミノ酸はいわば日本語でいう五十音のようなものです。あいうえおの組み合わせによって「おはよう」「こんにちは」という言葉ができるのと同様に、アミノ酸の組み合わせによってタンパク質が作られ、これが言葉として働き体の命令ができあがるのです。体にいい食事をとれば、それだけ体にいい「アミノ酸語」が発せられるというわけです。

現代化学薬はこのアミノ酸語を真似て作った言葉のようなものだといえるでしょう。効果としては食事によって出された言葉以上に強力ではあるのですが、しょせんは物真似に過ぎません。

通常のアミノ酸語は役目が終わると人体の中にある分解酵素というタンパク質で自然に消滅します。しかし、人体は現代化学薬による人工的な疑似アミノ酸語を分解する酵素をもっていません。そのため二十四時間休まずに働き続けて体を一気に修復するのですが、いつまでも体の中に残るだけにやっかいです。現代化学薬の多くは物質の構造式をいじくりまわして作っていますから体にとっては文字どおりの不純物です。この不純物が蓄積すると思いも寄らぬ副作用が発生したり、最終的にはガン化したりして、生命を危険な状態にさらしてしまう可能性大なのです。

こうした現代化学薬の効能を疑問視する動きが、アメリカを中心に広がっていて、化学薬品に代わる物質として見直されているものが、ファイト・ケミカルです。これは自然界にあるものを取り出して、薬として使おうという運動で、薬理効果のある自然界の物質を千種類ぐらいあげて実践しようとしています。一つの例としてあげられるのはビタミン剤です。これは自然から抽出したものを使うというのが前提になっていますから、自然のものを使ったビタミン剤なら、役目が終わったら体もアミノ酸語の分解酵素を出して分解し、無毒化することができるわけです。

また、食事によって体を正常な状態にすることは、局所的な治療に留まらないというメリットもあります。全体的なバランスを考えての治療になりますから、胃が悪くなればそこだけを治すのではなく、根本の原因を治すことで体を健康な状態にしてくれるのです。まさに未病の医学の精神そのものです。

もっとも現代化学薬のすべてを否定するわけではありません。薬だけで治すのではなく、病気を治すための援護射撃として使うのならば、こんなに心強い味方はないでしょう。

それにしても、現代の医療はもう少し未病の医学を見つめ直してほしいものです。胃潰瘍があるからといって切り取ってしまうだけで終わりではなく、どうして胃潰瘍になったのかを考え、それに合った治療もあわせて行っていかねばならないでしょう。胃酸が出すぎて胃潰瘍になった方は、概ねストレスが原因となっています。ストレスのせいでアルコールを飲みすぎたから胃潰瘍になったのかもしれません。もしそうだとすると、患者さんのストレスを取り除いてあげてはじめて治療が完結したことになります。手術して回復したら退院というのでは、手抜きも甚だしいといわざるを得ないでしょう。

未病の医学を生み出した漢方も、最近では副作用の存在が明らかになり、私自身はあまりおすすめしません。二十一世紀の未病の医学は、もっと人間を深いところから考えて、さらにレベルアップする必要性がありそうです。

その手がかりの一つが遺伝子です。アミノ酸語のような病気に抵抗するパワーは遺伝子の中にもっと隠されているに違いありません。

9 ストレスはガンを増殖させる

遺伝子をはじめとする体の構造的な話はおわかりいただけたでしょうか？　今度は話をもっと身近なものにするために、本書の本題である心の問題との接点から人間を分析していきます。

心の病というと、よくストレスが大きな原因になるといわれています。受験前の緊張で胃潰瘍になってしまったり、リストラの恐怖で心身症になってしまったりと、ストレスが体に悪影響を及ぼすということは、みなさんご存じのとおりです。

ストレスがあまりに大きくのしかかると、ガンの発症率がグーンと上がります〈図表６〉。

これに関して、最近、とある実験のレポートを読んだので概要をご紹介いたしましょう。

この実験は一九九五年一月に発生した阪神・淡路大震災の被災者に対して行われました。六千人以上の犠牲者を出した巨大な地震でしたから、実験対象者の多くは家が倒壊したり、家族や親類、あるいは友人を亡くしたりしていたはずです。きっと誰もが「辛い」「悲しい」という気持ちでいっぱいだったことが推測できます。

同時に震災によるストレスも相当なものだったと考えられます。阪神・淡路大震災後に、強烈なショック体験をした後に起きるＰＴＳＤ（心的外傷後ストレス障害）という心の病がクローズアップされました。地震のときの恐怖体験が夢や幻覚となって何度も目の前に現れてきたり、あまりのショックでこのときの体験が思い出せなかったり、不眠症や感情の不安定といった症状を引き起こしたりという人が続出して、大きな社会問題となりました。ＰＴＳＤまでいかないまでも、かなりの人が何らかの形で心の中にストレスを抱えていたのは間違いありません。

さて、実験では被災者たちの悲しみのレベルにあわせて次の三つのグループに分けました。

1　生きるのも辛いと未だに大きなストレスを抱えている人たち。

2　ストレスはないといえば嘘になるものの、自分が生き残っただけでも幸いと状況を是認している人たち。

図表6　ストレスによる発ガン

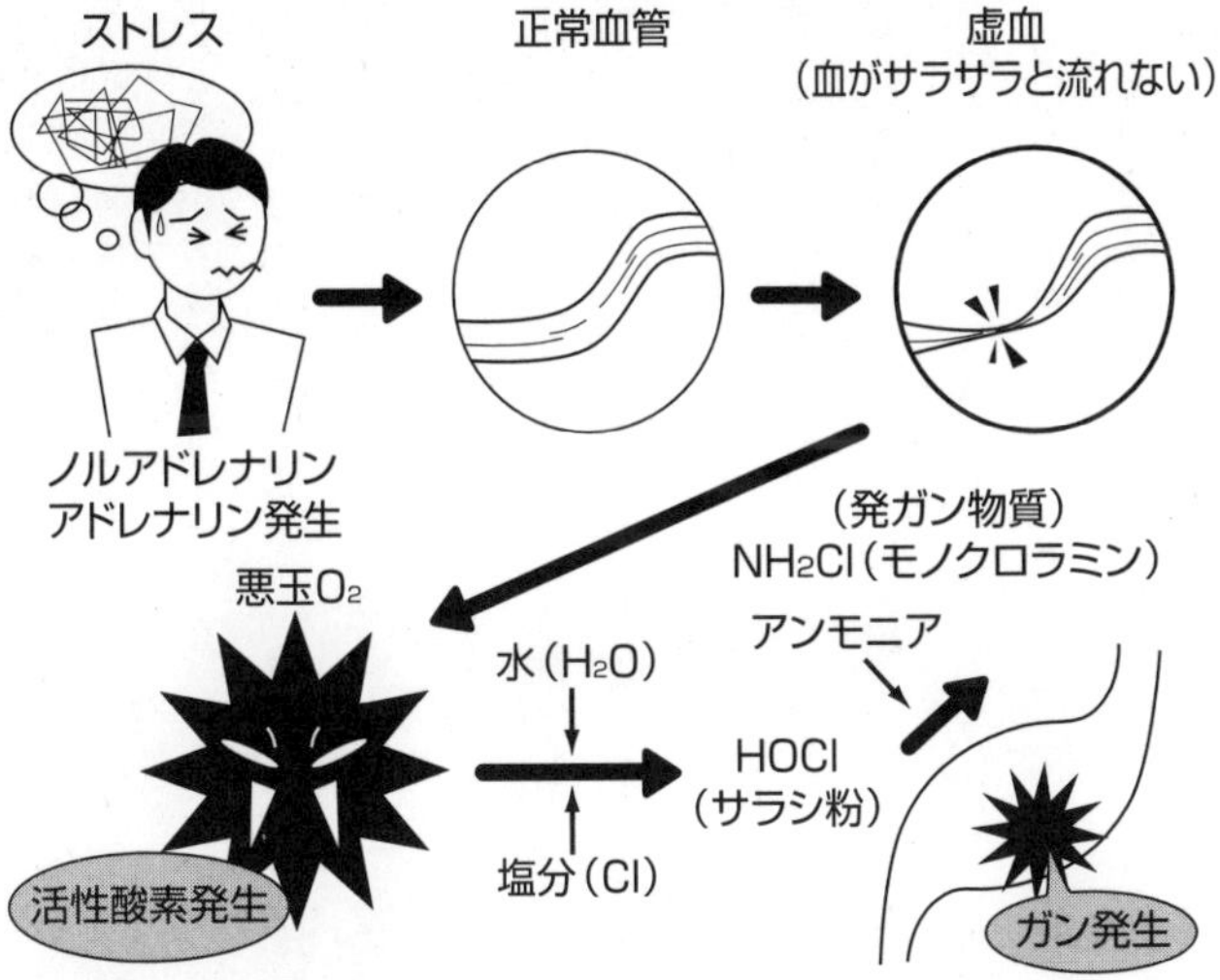

3　そのどちらにも当てはまらない人たち。

これら三つのグループの人々から血液を採取し、その中にガン細胞を入れたところ、驚くべき結果が現れました。体の免疫機能によってある程度のガン細胞は消滅するのですが、一番目のネガティブな思考の方たちの血液では、ガン細胞は二一％しか消えませんでした。三番目の中間派でさえ二五％です。ところが、二番目のポジティブなグループの血液は、四一・七％ものガン細胞が消滅したのです。実に倍近くの差が出てしまったのです。いかに心と体が密接に関わっているかを物語る結果となっています。

プラスでもマイナスでもない考えの人も、マイナス思考とあまり変わらない結果が出たというのも興味深い話です。後ろ向きでもなく、どっちつかずでもなく、前向きに毎日を過ごすことが人体の活性化につながるのです。

この場合の活性化とは、免疫力を高めるということです。実は、免疫力が極端に低下した末期ガン患者も、前向きに生きることで免疫力がグーンとアップします。

人間の免疫力はインターロイキンという低分子のタンパク質が大きな役割を担っています。インターロイキンは「バイ菌がいるよ、早くやっつけろ」という意味の、リンパ球どうしの言葉です。この言葉が出ないと、ガンはおろかどんなバイ菌とも闘うことはできません。

末期ガン患者からはこのインターロイキンがなかなか出てこないのです。身体的機能が低下しているから仕方ないといえばそれまでですが、それ以上にもう先は長くないと生に対して絶望してストレスをためこんでいるからともいえます。

こうした末期ガン患者に落語のテープを聞かせて笑わせると、インターロイキンの量が増加します。笑いが心をプラス思考に変えてくれるのです。病室で笑うなんて不謹慎な、などと怒る方もいらっしゃるでしょうが、実は笑いを与えることが、治癒への近道なのです。

長生きのご老人も笑いを絶やすことはありません。経験的に九十歳、百歳と生きる長寿の方は、みなユーモアにあふれている人ばかりです。双子の長寿姉妹で有名だったきんさんぎんさんを見てもおわかりのとおり、いつもカメラの前で満面の笑みとユーモアを振りまいてくれていました。亡くなられてはしまいましたが、生前のきんさんも「笑い」の効用を無意識のうちに理解されていたのかもしれません。

もし、これから読者のみなさんにストレスがたまったら、笑っていられるような心境ではないなんていわずに、テレビ番組でもマンガでもなんでもいいですから、とにかく笑うことを心がけてみてください。心の底から大笑いしているうちに、きっと苦しい現実も、少しは楽に感じられるはずです。そうすれば、体の免疫力が自然に高まって、より健康になっていくはずなのです。

これぞまさに「笑う門には福来たる」そのものなのです。

10 哲学が病んだ心を活性化させる

長生きするということは人から言葉をもらうことだということができます。誰かから

「あなたは必要な存在だ」などというホメ言葉をもらえば、それだけ脳が喜びを感じることができますから、体全体が活性化していくのです。

しかし、ホメ言葉は何も自分の外からだけ与えられるのではありません。自分の内的なものに目を向ければ、おのずとホメ言葉のようなものが見えてくるものです。

私はそれがいわゆる哲学だと解釈しています。

この場合の哲学とは思想体系としての哲学だけではなく、生き方そのものも含めた広い意味を含んでいます。

哲学とはいわばエゴの反意語です。自分のことだけに目を向けるのではなく、自分を含めてすべての存在について深く思いを馳せるのが哲学というものです。スピリチュアル・ヘルスの考え方は、哲学そのものだといってもいいでしょう。

こうした哲学をもっている人は、総じて長生きです。実際、古代の大哲学者には長生きの人が多いですし、歴代のノーベル賞受賞者たちも長寿の方が名を連ねています。

ノーベル賞受賞者となると、哲学とはちょっと違うのではと思う方もいらっしゃるかもしれませんが、学問を高いレベルまで究めた方は哲学的な生き方をされているのが常です。

たとえば、中間子理論でノーベル物理学賞を受賞した湯川秀樹博士。彼は七十四歳のときに亡くなりましたが、六十代のときに患った前立腺ガンを克服されていますから、七十四という数字以上の人生を生きたと考えていいでしょう。

湯川博士の生き方はまさに哲学そのものです。学術研究の傍ら、平和運動にも情熱を注ぎ、昭和三〇年に「世界平和アピール七人委員会」を結成されたりしました。また、亡くなる直前の昭和五六年には科学者京都会議で、核兵器の廃絶を世界に求めた平和声明を発表されています。湯川博士の中に哲学があったからこそ、これだけの業績を残されたのです。

哲学者として私がもっとも尊敬するのは、江戸時代初期に活躍した天海上人です。彼は霞ヶ浦に面した不動寺のお坊さんで、家康から三代将軍家光まで徳川家に仕えました。現在のように医療も充実していない時代にもかかわらず、なんと百八歳まで生きたことから怪僧とも呼ばれています。

天海上人は徳川の繁栄に尽力しました。戦をせずに統治するという自身の哲学のもとに、参勤交代を実現させるなど、日本の歴史の中でも極めて安定した徳川二百五十年の時代の礎を築きました。

その天海上人の長生きの秘訣はまさに哲学そのものです。あるとき徳川家康は天海上人に「どうすれば長生きできるのか」を尋ねたそうです。これに対して彼は次の五つの秘訣を家康に伝授しました。

「粗食で小食」
「正直でありなさい」
「日湯を使いなさい」
「陀羅尼《だらに》を唱えなさい」
「折々の御下風」

一番目は文字どおり食べすぎはよくないということです。時の権力者は往々にして一般庶民では到底口にできないようなおいしいものを食べられるものです。しかし、人間がおいしいと感じるものはたいてい脂肪が多い動物性の食物だったりします。これらを過剰に摂取すると体の中に活性酸素が大量に発生し、ガンなどの病気の発生率が高まります。飽食時代といわれる現代に生きる人々も、ここは天海上人の考えにならってぜひとも食事のあり方を改善したいところです。

二番目の「正直である」ということに関しては、私は宇宙意識とつながることについて語っているのだろうと解釈しています。正直と一口にいっても、時代や環境、民族によって正直さの意味はそれぞれに異なっているものです。しかし、ここでいうのはそういう正直さではなく、一人一人の心の中にある普遍的な価値観のことです。

その価値観とは遺伝子に刻まれた人類としての歴史や叡智です。それを正直に見つめることは、宇宙とつながることにもなるのです。そのためには瞑想をすることです。

三番目の「日湯～」の意味合いは、昼間にお風呂に入りなさいと解釈するお坊さんが多いようです。日本が世界でもナンバーワンの長寿大国であるのは、お風呂に長く浸かるからだという説があります。実際、お風呂に浸かっていると、瞑想のようなリラックス効果がありますし、体中の血行も促進されます。他の国にはあまりない習慣なので、日本式のお風呂の入り方が注目されたというわけです。

とはいえ、何も天海上人はただ単純に風呂に入れといっているのではないのです。この言葉をもっと大きくとらえれば、血の流れをよくしなさいという意味にもなります。気功やツボのマッサージにも血行をよくする効果はありますし、入浴は血行をよくする一つの方法としてすすめたものだと考えた方がいいでしょう。

四番目の「陀羅尼」とはお経のことです。お経を唱えると、雑念を振り払って自分を見つめ直すことができます。現代社会ではお経というと一般的にはなじみが薄いので、社訓や家訓、好きな歌の一節でもいいでしょう。とにかく周りのことを忘れて集中できる呪文のようなものを唱えることで精神統一をし、瞑想をしなさいということなのです。

最後の「折々の御下風」は、一見下品にも思えますが、時々おならをしなさいという意味です。このおならはあくまでも例えであって、天海上人は筋肉を鍛えなさいといいたかったのだと思います。好きなときにおならができるのは、肛門括約筋や腹筋をはじめとする筋肉が正常に動いているということにもなります。高齢者の多くは筋肉が衰えてしまい、意図しないところで音もしないようなおならが漏れたりします。

一方、天海上人は「おならをすると、障子が破れる」という逸話が後世まで伝えられるほど強烈なおならをしていたようです。このことから察するに、彼は年をとってもかなりの筋力があったのは間違いありません。

みなさんも天海上人の長生きの秘訣に、一本筋の通った信念を感じたことでしょう。ユーモアを交えつつ独自の視点で物事を語れるその姿勢は、天海上人が哲学をもつ人間であることの証しに他なりません。天海上人の哲学を振り返ることで現代医学が忘れてしまったものもおのずと見えてくる。そうお感じにはなりませんか?

11　生き方は体が示してくれる

今日から生き方をいきなり変えなさいといわれても、そう簡単にできるものではありません。これまで築き上げてきた生活習慣や価値観は骨の随まで染み込んでいますから、それを違うものに置き換えるには、それ相応の努力が必要です。

ところが、一度普通の生活の中では絶対に体験できないような事態に遭遇すると、人間の価値観はガラリと変わってしまいます。

そのいい例の一つに宇宙飛行士の逸話があります。アメリカのＮＡＳＡなどの報告によると、多くの宇宙飛行士が大気圏外の宇宙空間で神仏体験をするそうです。それまで無神論者だった人でも「神を見た」あるいは「啓示を受けた」などといって人間がガラリと変わったようになるといいます。なかには、その思いが高じて宇宙飛行士を辞めて牧師になった人もいるほどです。

ただし、優秀な科学者でもある宇宙飛行士だった人にこういうケースが多いということは、きっと神仏は存在するに違いない…といってしまうのはやはり早計でしょう。私が考えるにこうした現象は視点が個人レベルから人類という全体のレベルにまで達したという証明ではないでしょうか？

実際、神仏崇拝へと向かうのではなく、地球愛に目覚めて熱心なエコロジストになったり、平和運動家になった宇宙飛行士が数多く存在します。

現在の科学レベルでは宇宙空間に足を踏み入れることができるのは、ほんの一握りの人間だけですから、これが何を意味するのかは正確なところはわかりませんが、ただ一ついえることは彼らは宇宙とつながったということだと思います。

おそらく宇宙空間には人間の意識を変えてしまうほどの何かが詰まっているのでしょう。紫外線などの有害物質から地球を守ってくれる大気は、こうした宇宙と人間とのつながりをも断ち切っているのかもしれません。

この大気を超えて宇宙とつながる手段は瞑想です。瞑想には宇宙体験と同じように自分を変えてしまうパワーが秘められています。

こう書くと、瞑想がマインド・コントロールのような怖いものだと思われがちですが、瞑想とマインド・コントロールは全くの対極に位置するものです。マインド・コントロールは他者から強制的に人格を変えられるものであり、瞑想はあくまでも自発的に意識を変えていこうというものです。その差は実に大きいものです。

瞑想については後ほど詳しく述べますが、わかりやすく一言でいえばひらめきのようなものと考えてください。

ひらめきには驚異的なパワーがあります。特にひらめきパワーが出てくるのは陶酔感に浸っているときです。

陶酔といっても様々な形がありますが、私たちにとって身近な陶酔は、お風呂に入ってリラックスしたり、朝のまどろみの中うつらうつらしているときです。何時間も悩みに悩んでいた問題の解決法が、お風呂に入ったら突然思い浮かんだという経験をした方は少なくないでしょう。湯川秀樹博士も寝起きに中間子理論を思い付いたといいます。アインシュタインはピアノを弾いてリラックスしながら相対性理論のアイディアをノートに記したといいます。

一流のスポーツ選手も優れたひらめきの力をもっています。もっとも、スポーツの場合は瞬間、瞬間でのひらめきが必要ですから、日ごろからひらめきの力を鍛えておかなければなりません。

それを実行する一つの手段がイメージトレーニングです。サッカーの中田英寿選手は、練習でも試合でも、目に映る光景だけを追っているのではなく、常にフィールドを上空斜め四十五度の俯瞰でイメージしているそうです。その上でここにボールがあるからこの選手はこう動く、だからこのパスが有効だ、という具合に映像としてイメージしているからこそ、あのキラーパスが生み出されるわけです。中田選手のようにひらめきの力を鍛えることは、宇宙へつながる瞑想を極める第一歩だといえるでしょう。

こうしたひらめきの力を表す言葉に「方便」という言葉があります。「嘘も方便」ということわざを、目的を果たすために嘘を使うのは仕方ないことだといった意味合いでとらえている方が多いと思いますが、本来の「方便」という言葉は「ひらめき」という意味合いを含んでいます。

方便とは突然体の中に眠っていた記憶が呼び覚まされ、ある方角より何か偉大な存在から「こうしなさい」とか「ああしなさい」といった声が聞こえてきて、自然と自分の生き方が見えてくる状態のことです。その記憶とは私は遺伝子に記された記憶だと思います。

人間、いや生命体が誕生して以来、脈々と受け継がれてきた大いなる遺伝子情報が、私たちの生き方を示してくれるのです。なんとも壮大でロマンチックな話ではありませんか。

12 人間は宇宙から来た？

遺伝子の力にはまだまだ驚くべきパワーが秘められています。

人間の卵子は受精したところで卵細胞が分裂を始めるのですが、それらの細胞が胎児として形を成す前に、魚や両生類のような形を通過します。つまり、人間は母胎の中で進化の過程を再現しているのです。

この現象のもとはやはり遺伝子にあります。遺伝子には地球全体の生命体の叡智が秘められているのです。

では、遺伝子はどうやってできあがったのでしょうか？

実は、生命体の誕生は神秘的な謎に包まれており、「何かによってそういう風になるように仕向けられた」としか考えられないなんらかの外的要因が関わっているという説があります。

その何かを神様ととらえる人もいれば、宇宙からやってきた隕石に遺伝子の原型が秘められていたと考える人もいます。

私は後者の説にはかなりの信憑性があると思っています。人間と地球、そして宇宙の組

図表7　人・地球・宇宙に多い原子組成

	1	2	3	4	5
地球	O	Si	Al	Fe	Ca
人間	H	O	C	N	Ca
宇宙	H	He	O	N	C

成を比べてみると、なるほどと頷ける点が多々あるからです。

まず、〈図表7〉に示した組成表を見てください。

地球の組成は一番多いものから、酸素、硅素《けいそ》、アルミニウム、鉄、カルシウムの順になっています。一方、人間は水素、酸素、炭素、窒素、カルシウムの順です。どちらにも酸素やカルシウムが多く含まれてはいますが、その他はまるっきり違うことがおわかりいただけるでしょう。

しかし、人間と宇宙を見比べてみると、組成はほぼ一致しています。宇宙の組成はというと、水素、ヘリウム、酸素、窒素、炭素です。カルシウムとヘリウムの違いはありますが、その他は全く同じ物質で構成されているから驚きです。

ここまで組成が似ているのだから、人間は宇宙からやってきたといっても、あながち否定できないでしょう。宇宙飛行士たちが宇宙空間で感じた神仏体験の類いも、自分の体がその源である宇宙と呼応したと考えると非常にわかりやすいのもそのせいかもしれません。

もっとも、人間と地球は全く異なる存在というわけではありません。

実際、人間の血液やリンパ球は海水の組成と瓜二つです。

このことから、人間の起源をファンタスティックに考えれば、宇宙の他の星から移民してきた宇宙人とも考えることができます。地球という環境に慣れるに従って、体液も地球の海水の組成に似てきたが、その根源の組成は宇宙にいたときと同じである。そんな風にとらえれば、面白いSF小説が書けそうです。

この説の真偽はさておき、一つだけいえるのは、我々人類は宇宙につながる素養があるということでしょう。自分の先祖たる宇宙とつながりをもつことで、進化の過程で忘れ去ったものが目覚めたり、あるいは、さらなる進化のために新たな力が芽生えるのかもしれません。

それにしても、宇宙について思いを馳せると、その摩訶不思議さには驚くしかありません。近年の宇宙論は、宇宙という存在があまりにスケールが大きすぎるために、哲学的な学問へと変容しつつあるといいます。宇宙は人間の源なのですから、それも至極当然のことでしょう。

量子力学の世界でも哲学的な要素が欠かせなくなってきています。東洋思想の「色即是空」「空即是色」のようにあると思えばある、ないと思えばないというような物質の存在が確認されているのですから、精神と物質の二元論だけでは到底たちうちできません。

このように宇宙論と量子力学の動向を見ていれば、極大と極小の行き着く先は同じところにあるのがわかります。なぜそうなるのかというと、すべての物質はエネルギーの変形だからです。

この宇宙には本当の意味での物質的なものは存在しません。欲のところでも書きましたが、物質を分子、原子、原子核、ニュートリノと切り刻んでいくと、最終的にはそこには何も存在しないだろうと予想されます。しかし、形はないけれども確かに何かは存在します。その何かとは、ずばりエネルギーです。

宇宙という極大のものに目を移してもエネルギーの塊であるというのは同じです。極大と極小という大きさに違いはあれど、学者たちが最終的に追い求めているのはエネルギーということができるでしょう。実際、宇宙の誕生の狼煙《のろし》である「ビッグバン」は、原子レベル、いやそれ以下の世界で起こったといわれています。宇宙論と量子力学には密接なつながりがもともとあるというわけです。

解釈の仕方によっては宇宙とは本当に我々が考えているほど大きなものなのかとも思われます。我々の感覚として大きいと感じているだけで、本当は量子レベルのごくごく小さな世界でしかないのかもしれません。

このように宇宙について考えていくと、不思議なことに東洋の思想と合致している点が多々あることに気づきます。もちろん、エネルギーについても東洋の思想で解釈することができます。

宇宙に存在するすべてのエネルギーにはエントロピーの法則というものが働いています。エネルギーは最初は拡散し、あるところまで行くと収縮しますが、極限に達すると爆発して、また拡散を始めます。

たとえば恒星が老化すると収縮し、内部にエネルギーをためます。そして、エネルギーを閉じ込め切れなくなると一気に爆発し、星はチリとなって飛び散ります。しかし、それですべてがなくなってしまうのではなく、宇宙のあちこちで爆発した星のかけらたちが収縮し、引き付けあい新たな天体を作り上げていきます。宇宙のすべての天体は際限なくこの過程を繰り返し、進化していくのです。

この現象は一つの受精現象としてとらえることもできるでしょう。ヒトが性を通じて異なる遺伝情報を混ぜ合わせては新しい個体を作り、その個体がまた受精により他の個体と混ざりあっていく様とよく似ているとは思いませんか？　星と星のエネルギーが混ざりあって新しい星が誕生するメカニズムを、人は受精という方法で真似ているような気がしてなりません。

東洋では元来、宇宙に存在する法則やメカニズムを一つの真理としてとらえ、人間的に解釈していくことを「哲学」と呼びました。しかし、そのような解釈である「哲学」は我庶民にとってはあまりにも難解です。そのために、庶民にでもわかるようにマンガチックに説明する教えが求められたのです。そのような必要から生まれた庶民と哲学を「つなぐ」教えが宗教なのです。宗教の「宗」という字は「つなぐ」という意味の言葉です。わかりにくいことが宗教によって庶民にでもわかりやすくなるのです。

こうした天体の誕生から老化、そして再生へのエネルギーの流れは、まさに東洋でいう輪廻転生《りんねてんしょう》です。生命が生まれると必ず死を迎え、そしてまた新たな生命が作られていく。これが生命の原理であるとともに、宇宙の真理でもあるのでしょう。

瞑想を極めると、不思議なくらいに宇宙についての考えがわいてきます。これも遺伝子にプログラムされた宇宙記憶が呼び覚まされるからおこることではないでしょうか。私にはそう思えてなりません。

第1章の要約

●WHOが定めた人間の健康を維持するために必要な基本的な四つの要素は、「身体的健康」「精神的(情感的)健康」「社会的健康」「霊的健康」である。
●脳は原脳といわれる「爬虫類脳」、大脳辺縁系にあたる原始哺乳類脳の「犬猫脳」、大脳新皮質の「人間脳」(新哺乳類脳)、「前頭前野(前頭連合野)」の四つに分けられる。
●欲はお金や名声だけでなく、旅行に行きたいとか、健康でいたいという意志も欲であり、生きようとする意志自体も欲である。つまり、人間は欲の塊である。
●「霊的な欲」とは、社会という地球的な考え方の大欲を通り越して、宇宙というメカニズムに人間も同調していこうというもの。
●人体は遺伝子が作り出す言葉で動かされている。遺伝子は記憶と意識を持っていると思われる。その遺伝子からホメられれば、それだけ体も活性化し、叱られれば、それだけ病気になりやすくなる。
●「ボケ」もある意味では死を忘れるための脳の防衛手段である。
●遺伝子の中にある「テロメア」は生命のメジャー。テロメアが長ければそれだけ生命のパワーがあり、短ければ生命力が落ちていることになる。
●人間の免疫力を司るインターロイキンは、笑うことで大いに分泌される。
●天海上人の健康法は「粗食で小食」「正直でありなさい」「日湯を使いなさい」「陀羅尼《だらに》を唱えなさい」「折々の御下風」の五つ。

●ひらめきパワーが出てくるのは陶酔感に浸っているとき。
●人間の組成は宇宙の組成と似ているため、人間は宇宙からやってきたという可能性も否定できない。

第2章

脳の機能から心の問題を解明

1 精神世界を体現するインターネット

脳はよくコンピュータにたとえられます。確かに、筋肉の動きからホルモンの分泌まで人体のあらゆる機能を管理している脳とコンピュータとは非常に似通った部分があります。しかし、それ以上に脳の機能と酷似しているのが世界中のコンピュータを結び付けているインターネットです。

いまや日本でも二千万ものユーザーがいるインターネットは、そもそも米ソの冷戦時にアメリカで軍事用のネットワークとして開発されました。戦争に使うのですから、爆撃を受けたりしてネットワークが使えなくならないようにする必要性があったから、現在のようなクモの巣状に限りなく広がるネットワークの構築が必要だったわけです。

それまでのコンピュータネットワークは「集中処理方式（スター結合）」といって、簡単にいえば一台のマザーコンピュータに端末をつなげるような形が主流を占めていました〈図表8〉。しかし、これだとマザーコンピュータが爆撃を受けたり、地震などの災害に遭遇してしまうと、ネットワークそのものが使い物にならなくなりますし、マザーコンピュータの中に一括して収められた大切なデータも瞬時にして消え失せてしまいます。

図表8　コンピュータネットの接続方式

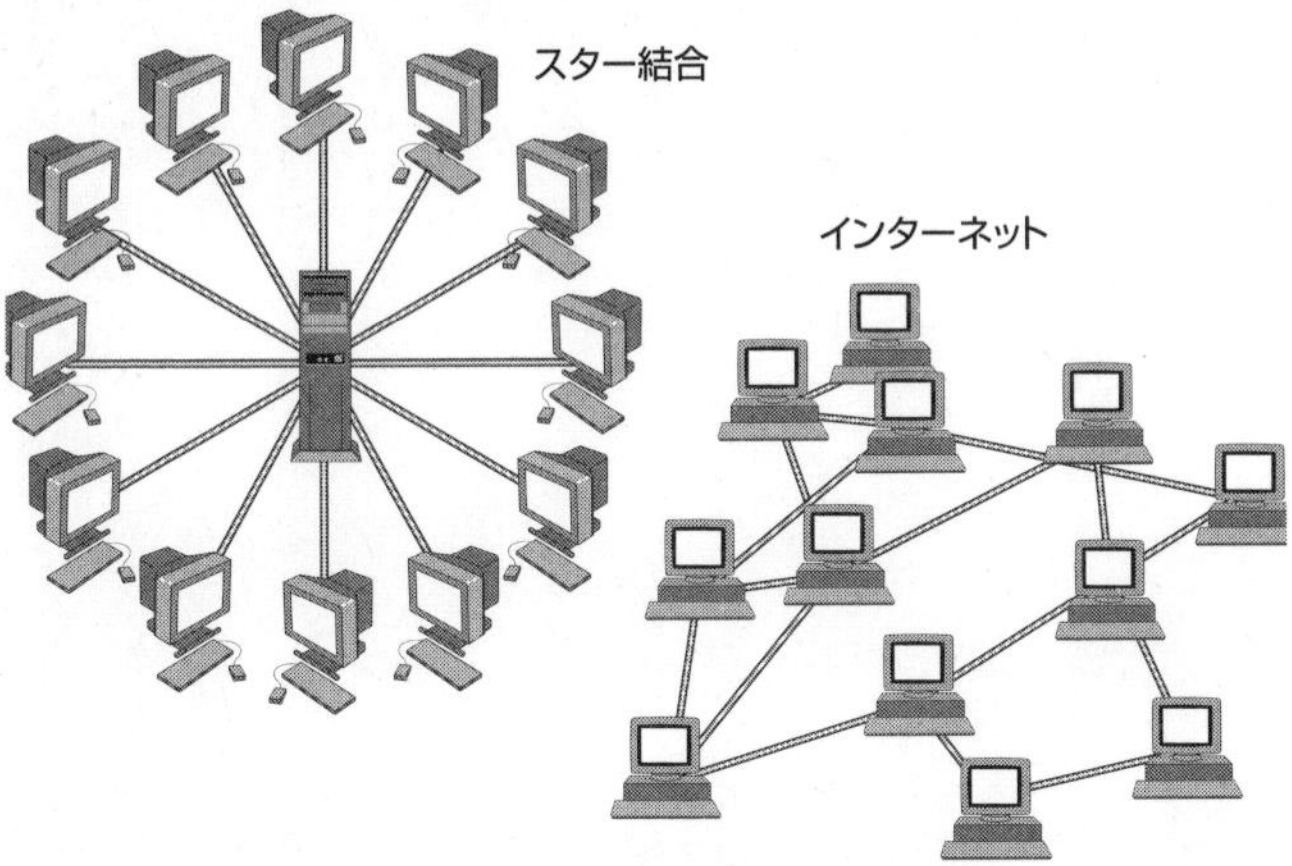

そこで、一台のコンピュータではなく、お互いにデータを共有できるネットワークが一九六九年に考え出されました。これがインターネットの原型となったARPAネットで、コンピュータ同士を不規則につなぐというものです。

このネットワークの中で端末Aから端末Bまでデータを送るとすると、直接AとBがつながるだけではなく、最初に端末Aの近所の端末Cに送られ、次には端末Dや端末Eを経由してBに届くという形も可能になっています。これならたとえば、日本とアメリカを直接結ぶ回線が不測の事態で切れてしまっても、日本から中国、ロシアなどを経てアメリカに辿り着くという迂回ルートがとれるので安心できるというわけです。

脳も実はこのような方式で神経細胞のネットワークをつないでいます。

ニューロンと呼ばれる脳の神経細胞は、コンピュータネットワークのように他のニューロンとネットワークするかのようにクモの巣状に結ばれています。この結合の間には電気信号に変換された情報が流れていて、一つのニューロンに入力される信号の量がある一定の値を超えると隣に伝える仕組みになっています。

ニューロン同士の結合はシナプス結合と総称されます。より強くシナプス結合しているニューロンにはより情報が伝わりやすくなり、弱ければそれだけ情報量も少なくなります。シナプス結合ではこの結合の強弱をコントロールすることで、情報量を変化させており、重要な情報は結合を強くしてなるべく早く伝わるようにしています。

こうして考えてみると、インターネットはいわば人類全体のための巨大な頭脳といえるでしょう。インターネットを脳として、人類が一つの有機体として結び付く可能性を手に入れたともいえるのではないでしょうか。

だからこそ、インターネットが人類の進化に多大な影響を与えると思えてなりません。

これから二十一世紀に突入し、インターネットをはじめとする情報技術（ＩＴ）革命がますます進んでいけば、おのずと人間の価値観も変わってくるはずです。それは十九世紀に起こった産業革命以上の変化を巻き起こすに違いありません。家内制手工業から大量生産の時代へと突入したこの産業革命を経験したことで、良きにつけ悪しきにつけ文明は発展してきました。科学は日進月歩の勢いで発展し、同様に価値観もますます多様化しました。実際、この百年間の人類の文化や生活は、その前の百年間とは比べものにならないほど変容しています。そうした産業革命以上のパラダイムの変遷が訪れる可能性は非常に高いといえるでしょう。

その大きな理由は、情報とはある意味で、イメージ的なものだからです。モノやカネは手に取ることはできますが、情報は存在はするけれども実体はありません。物質的なものの変革が産業革命であり、精神的なものでの変革がＩＴ革命なのです。

究極的にいえば本当の意味での物質はなく、すべてはエネルギーの集合体に過ぎません。前章で書いた宇宙の原理と照らし合わせてみると、形をもたない情報でさえ宇宙の法則の中にあるといえます。逆にいえば形をもたないからこそ、宇宙とはなんぞやということが見えやすいともいえるでしょう。ですから、インターネットなどの情報ネットワークをうまく活用すれば、きっと宇宙の深部が見えてくるはずです。今後の情報技術の発展には大いに期待したいところです。

2 現代人はデジタルな左脳に頼りすぎ

脳は簡単にいうと爬虫類脳、犬猫脳、人間脳、前頭前野の四つに分けられますが、これは脳を輪切りにしたときの分類法です。脳を正面から見たときは、大きく左脳と右脳の二つに分けることができます〈図表9〉。きっとこの写真やイラストはみなさんも一度は目にしたことがあるでしょう。

この二つの脳は、表と裏のように相反する機能をもっています。

左脳にはオギャーとこの世に産み落とされてから後にインプットされた後天的な情報が入っていると考えるとわかりやすいでしょう。つまり、言語感覚などの人間として生まれ出てからの経験がつまっており、物事を言語的かつ分析的にとらえるのが上手なので、デジタル脳とも呼ばれています。

一方、右脳には先祖から受け継がれてきた遺伝子レベルの情報が詰まっています。それゆえ、動物的、本能的な脳です。左脳より劣るという意見もありますが、私はそうは思い

図表9　脳は左右の半球に分かれている

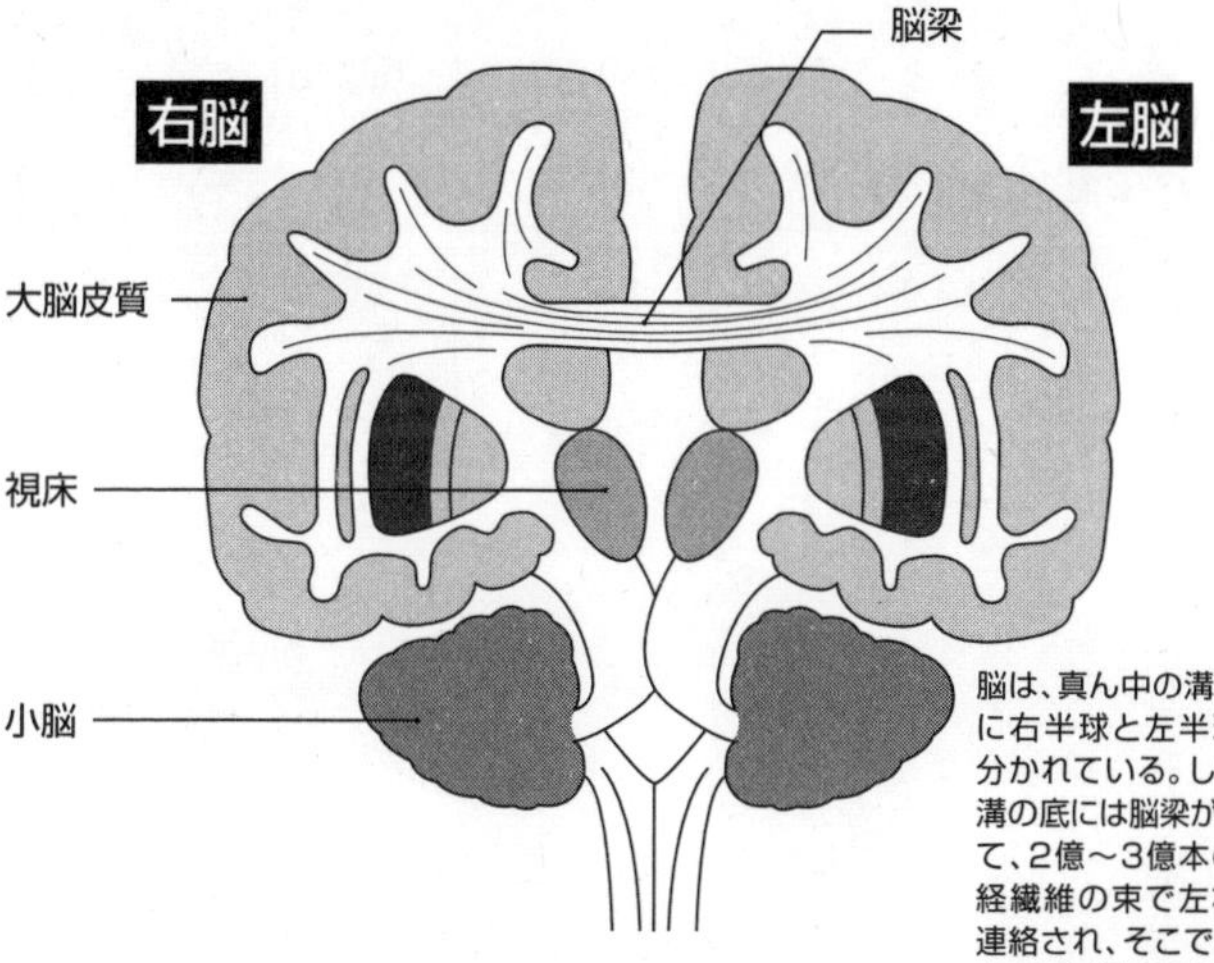

脳は、真ん中の溝を境に右半球と左半球に分かれている。しかし溝の底には脳梁があって、2億〜3億本の神経繊維の束で左右が連絡され、そこで右と左の脳は統合される

ません。人間が進化の過程で得てきた叡智が右脳には凝縮されているのです。そのため個の視点ではなく人類全体の視点で考えようとしますから、物事を広く大きく見るのに長けているともいえます。また、右脳は直感的にとらえる力に優れているので、イメージ脳とも呼ばれています。映像や音楽などの芸術的な感覚は右脳が司っています。

よく人間の心の中には天使と悪魔が棲んでいるといいますが、実際、脳の機能から見れば、左脳と右脳という二つの人格が存在しています。もっとも、どちらが善で、どちらが悪ということではなく、どちらも使い方次第で善にも悪にもなったりします。

左脳と右脳をつなぐ橋のような役目をしているのが脳梁《のうりょう》です。ここを通して二つの脳は互いにコミュニケーションを取り合い、人間の行動を管理します。

ですから、本来ならばどちらも均等に使うのがベストなのですが、現代人はどうしても左脳の機能に頼ってしまいがちのようです。

左脳は現実的な目標に向かってエネルギッシュに突き進み、目の前にあるものをうまく処理するのに適しています。損得勘定で動くドライな脳でもあるので、出世競争とか受験戦争とかの現代社会の荒波を上手に乗り切って「勝利」を得るには左脳の力によるところが大きいのです。とかくせちがらい世の中だけに、その荒波を乗り越えて生き抜くために、左脳ばかりを使ってしまうという現代人の気質はわからないでもありません。

ただし、左脳が一度調子を崩すとどうしてもネガティブ思考をしてしまう傾向がありま す。左脳にはこういうことをすると上司にしかられるとか、親に叩かれるとかいう失敗例が数多く詰まっていますから、こうした失敗例を参考に「ここでこうしてはダメだ」という情報が蓄積されています。ですから、「次はこうしよう」というポジティブな発想ではなく、「次はこうしないようにしよう」というネガティブな発想で現実を生き抜こうとします。そうなると、何をするにも否定的になってしまい、プラス思考で行動しようとする意志がなかなか出てきません。

しかも、右脳を使わずに左脳ばかり使っていると、そのうち動いていることが当たり前の状態になってしまって、休もうとしなくなってしまいます。なかなか寝つけなかったり、眠ってはいるけれども十分な睡眠がとれなかったりという事態を招き、戦うための神経である交感神経が高まり続け、最悪の場合は自律神経失調症になってしまうこともあります。

左脳は基本的に自分のことしか考えない自意識だといえます。自分をしっかりもつということは決して悪いことではありませんが、ここばかり使ってしまうのはよくありません。ボケや鬱病の患者さんは自分のことしか考えられない状態だと前述しました。左脳ばかり使っていると、ボケ・鬱病になってしまう可能性が高くなってしまいます。

もっとも、左脳のすべてが悪いわけではありません。右脳とのコンビネーションがうまくいけば、いい方向へと進路をとります。イメージ力が強い右脳は言葉を使うことはできませんから、それを左脳がサポートします。右脳が絵や写真といった抽象的なものを感知したときに、左脳はそれがどういうものかを言葉によって具体的に説明してくれるのです。

逆に、目先のことしか考えられない左脳を、大きな視点で物事を見られる右脳がサポートします。右脳には人類二百万年の歴史でつちかわれた記憶が入っています。左脳という自意識が右脳という先祖意識にお伺いを立てていると考えるとわかりやすいでしょう。

最近は右脳を使えなどと、いろいろなところでいわれていますから、右脳をフル活動させることが脳のためによいものと思われがちですが、本来ならばどちらかに偏るのではなく、両方の均衡がとれた状態が脳にとってベストです。表は裏であり裏は表のたとえどおり、片方しか使わなければ、おのずとバランスが崩れて、どちらの機能も弱ってしまいます。ぜひ右脳、左脳をバランスよく使うよう心がけてください。そのために気をつけたいことがあります。左脳は放っておいても活動しますが、実は右脳は意識して使わないと動いてくれないのです。それもこれも、左脳偏重となった現代人の多くが右脳を使うことを苦手としているのが大きな原因です。最近の右脳重視の傾向の理由はここにあるといっていいでしょう。

これまでの『脳内革命』シリーズでは、イメージ力を高めるトレーニングなどを行うことで右脳を活用せよと繰り返し書いてきました。右脳活性化のために、いま一度『脳内革命』1、2を通して読んでください。

ただし、今までのやり方は右脳だけの機能を高める局所療法だともいえます。本書の大きなテーマとして取り上げる瞑想は、さらに飛躍して脳全体の機能を高める全体療法です。未病の医学の精神の一つに、部分的にではなく全体から病気を見つめるということがあります。脳のすべてを使うというのも、未病の医学なのです。

3 右脳は魂の叫び

左脳を自意識とするならば、右脳は無意識に近いといえます。近い、と書いたのは完全に無意識というわけではないからです。

自宅から駅までといった通い慣れた道を歩くとき、今日の仕事の予定や昨日見たテレビ番組の内容などといったことを考えながらぼんやり歩いていても、いつの間にか目的地に着いてしまうものです。頭では他のことを考えていても、体が自然に動いてしまうというのは、右脳の機能が大きく関係しています。

これは無意識にやっているのではありません。右脳は何かの目的を実現するためにきちんと物事を判別して体を動かそうとします。授業中、窓の外の景色ばかり眺めて上の空なのに、先生に質問されると見事に答をいい当てるというタイプの子供をたまに見かけたりしますが、これも一見先生の話など何も聞いていないように見えても、実は右脳が授業内容をしっかりと把握しているからなのです。

なぜ右脳がこのような能力を発揮できるのかといえば、イメージで物事をとらえることができるからです。目の前で起こっていることも、イメージ的に全体像をつかもうとするので、意識せずとも駅に行けたり、急に先生に指されても答えたりするわけです。

しかし、困ったことに左脳中心の生活をしていると、本来右脳で処理すべきものまで左脳が手を出すようになってしまいます。

たとえば、ここに富士山の写真があるとしましょう。写真を言葉で説明するには、富士山や背景の空の色や雲の形まで事細かに言語化しなくてはなりませんから、情報量は膨大になります。つまり、左脳に映像的な情報を管理させるのは機能的に向いていないのです。

これが右脳ならば写真をイメージでぱっと保存できるので、脳にも全く負担がかかりませんが、左脳を使うのに慣れすぎたために、イメージ的な情報に対しても左脳が働こうとします。そうなるとあまりに扱う情報が多すぎて、左脳がオーバーヒートすることにもなりかねません。

コンピュータも左脳思考だといえるでしょう。コンピュータはすべてのデータを0と1

の二進数という言葉に変換しているからです。「あいうえお」も0と1に置き換えていますし、写真も色とか明るさとかをすべて0と1によって表現しています。文字などの単純な情報ならば小さなデータで済むのですが、写真はデータ的にかなり大きなものになってしまいます。

実際、インターネットを動かしているとこうした情報量の差に気づきます。ほとんどが文字だけのホームページはすぐに表示されますが、写真やイラストといった画像がたくさん入っているページは、なかなか画面が出てこなかったりします。これは、写真や画像のようなイメージ的なものを言語化するのはそれだけ難しいという証しに他なりません。

いうまでもなく、右脳のとりえはこうしたイメージ力だけではありません。右脳には本能や自律神経系の働きをコントロールする力も備わっています。同時に人類としての遺伝子の記憶もここにあります。

赤ん坊が誰からも教わることなく、泣いてミルクを飲みたいと意思表示するのも右脳のなせる技です。しかし、誰からも教わることなくというのには語弊があり、本当は右脳に秘められた人類の記憶が「生きたいのならミルクを飲め、ミルクを飲みたいのなら泣き叫べ。そうすれば周りの人がミルクを与えてくれる」ということを赤ん坊に教えているのです。

仮にコンピュータに0と1による表現とともに、右脳のようなイメージ力を発揮できるようなシステムが加われば、科学は恐ろしいほどのスピードで発展を遂げるに違いありません。それこそ宇宙の謎などあっという間に解明してしまうかもしれません。ですから、私たちも日ごろから左脳だけでなく、右脳をうまく使っていくようにすれば、きっと思いもよらぬ能力に目覚めるはずなのです。

しかし、こうした右脳の叡智をコンピュータに真似をしろといってもそれはかなり困難でしょう。人間が子供に遺伝子を伝えていくことはできますが、コンピュータは子孫を残せません。仮に自分で増殖するコンピュータができたとしても、人間レベルまで達するには、単純計算で人類が誕生して現在に至るまでの五百万年はかかるでしょう。この右脳の叡智こそ、コンピュータがいくらあがいても、人間に勝てない大きな違いなのです。

もし、仮に魂が存在するなら、私は右脳に宿ると思います。この場合の魂とは死んだら肉体を離れる人間の自我という意味ではなく、人間を突き動かす原動力のようなものです。我々は右脳に宿った先祖たちの声によって動かされ、そしてこの世を去ったら子孫へよきアドバイスを送る魂となって右脳に宿るのではないでしょうか？

人生の重大なターニングポイントにさしかかったら、右脳に意識を向けて魂の叫びを聞

図表10　左右脳の関係

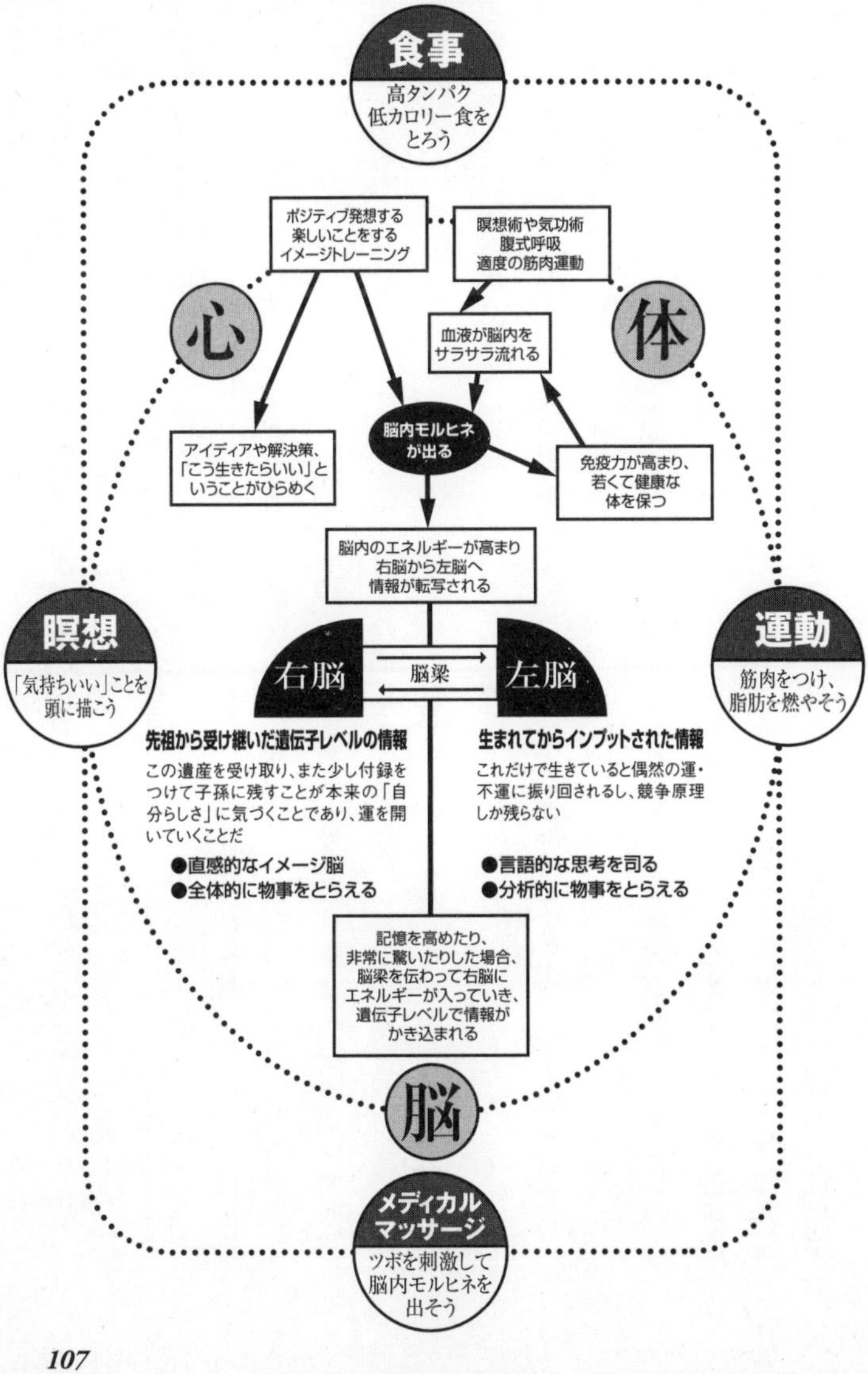
食事
高タンパク
低カロリー食を
とろう
ポジティブ発想する
楽しいことをする
イメージトレーニング
瞑想術や気功術
腹式呼吸
適度の筋肉運動
心
体
血液が脳内を
サラサラ流れる
脳内モルヒネ
が出る
アイディアや解決策、
「こう生きたらいいい」と
いうことがひらめく
免疫力が高まり、
若くて健康な
体を保つ
脳内のエネルギーが高まり
右脳から左脳へ
情報が転写される
瞑想
「気持ちいい」ことを
頭に描こう
運動
筋肉をつけ、
脂肪を燃やそう
右脳
脳梁
左脳
先祖から受け継いだ遺伝子レベルの情報
この遺産を受け取り、また少し付録をつけて子孫に残すことが本来の「自分らしさ」に気づくことであり、運を開いていくことだ
●直感的なイメージ脳
●全体的に物事をとらえる
生まれてからインプットされた情報
これだけで生きていると偶然の運・不運に振り回されるし、競争原理しか残らない
●言語的な思考を司る
●分析的に物事をとらえる
記憶を高めたり、
非常に驚いたりした場合、
脳梁を伝わって右脳に
エネルギーが入っていき、
遺伝子レベルで情報が
かき込まれる
脳
メディカル
マッサージ
ツボを刺激して
脳内モルヒネを
出そう

いてみてください。それができたとき、事は驚くほどスムーズに進むこと請け合いです。

4 男性は右脳型、女性は左脳型

さて、ここまで右脳をホメちぎると、左脳型人間にあまりよくない印象をもつ方が少なくないかもしれません。確かに、左脳を酷使しすぎるのはよくありませんが、私は何も左脳のすべてがよくないといっているのではありません。むしろ、二十一世紀の新しい人間像は左脳型人間の中から生まれてくると信じています。

では、どんな左脳型人間がいいのかというと、それは女性です。

女性は基本的に左脳の方が強く活動しています。左脳はコミュニケーション脳でもあり、他者との会話や触れ合いが大好きです。

女性もこうしたコミュニケーションを好む傾向にあります。近所の主婦同士が集まって井戸端会議でうわさ話をしたり、電話で友達と何時間もおしゃべりしたりするのが好きなのを思い浮かべただけで、もうおわかりでしょう。誰かと話をしていたいという欲望が強いのは、女性の方が強いのではないでしょうか。最近は男性の女性化とか女性の男性化が進んでいるといわれ、一概にはいえないかもしれませんが、経験的に見るとどうしても女性は左脳型の人が多いように感じます。

左脳ばかり使っているとオーバーヒートしてボケやすい土壌を作ってしまうのですが、実は女性でボケる人は男性に比べるとはるかに少ないことがわかっています。この理由は女性ホルモンに血液をサラサラと流す作用があるからだといわれています。

私はそれ以外にも脳の機能的な性差があるという見地に立っています。左脳と右脳をつなぐ脳梁は男性の場合二億本ほどの神経の束で構成されていますが、女性の脳梁は男性のものよりも二〇％ほど太くなっています。

もともと左右の情報の通りがいいものですから、左脳が動かされると同調して右脳も動き出すのかもしれません。事実、アーティスティックな要素が必要なファッション的なものに関しては女性の方がセンスがいいようです。美しく着飾ることで、周りからホメられたりすると、現実的な要素に反応する左脳は快感を覚えます。だからこそ、センスを磨いてもっとホメられようと、左脳が右脳に働きかけていると見ていいでしょう。

女性の社会進出が著しいいまこそ、左右の脳を上手に使える女性たちが、不況を乗り切る斬新なアイディアを出してくれるかもしれません。

そもそも男性は脳にある闘争ホルモンと呼ばれる物質が出やすく、これが性格を攻撃的にしてしまいます。確かにこのホルモンは人間を非常にパワフルにしますから、戦後の焼け野原のような全くゼロの状態から産業を伸ばすのには必要不可欠なホルモンだったといえるでしょう。

しかし、闘争ホルモンは産業が成長してのちの安定期を苦手としています。文明が栄えればやがて衰退し消えていく盛者必衰の歴史は、闘争ホルモンばかりに頼ってきたことを裏付けています。

安定のためには、女性の中の母性的なものが必要なのではないでしょうか？　実際、歴史的に見て母性は家庭を守り家族を愛で包んできました。今度は社会を母性的なもので癒す必要が出てきたといえるでしょう。いまは走りすぎて息切れして立ち止まってしまったような時代です。そんなとき人は母性の中で安らぎを覚えることで、さらに前へと進む活力を手に入れることができるのです。

もちろん、それで男性の役割が軽視されるようなことはありません。

本来、男性は右脳型人間です。歴史的に見ても、男は狩猟に出かけ、獲物がどこに潜んでいるかを右脳によって感覚的に見極め、家族のために食糧を得てきました。それゆえ、右脳がおのずと発達してきました。

イメージ脳である右脳は空想する力が強いともいえます。哲学やファンタジーなど、この世とはちょっと離れて、違う世界を思い描くのは右脳の役目です。左脳がこの世的な現実を見つめがちなのとは正反対です。

実際、哲学者やファンタジー作家は圧倒的に男性の方が多いでしょう。プラトンから始まって現代に至るまで、名のある哲学者は男性ばかりですし、『星の王子様』を書いたサンテグジュペリや、『銀河鉄道の夜』の宮沢賢治など、ファンタジーの名作も男性作家の手によるものが大多数です。もちろん、活字好きには女性の方が多いのも事実ですが、女性の場合は恋愛やサスペンスなどの現実のドラマの方を好むものです。

哲学は人間と宇宙をつなげる掛け橋です。この意味では男性の方が宇宙とつながりやすいということになります。

とはいえ、女性は左右の脳を上手に使えるのですから、バランスよく脳を使っていけば、宇宙とつながるのもそんなに難しいことではありません。反対に男性は脳梁が少ない分、バランスよく使うのは苦手ではあるものの、左右の脳のコミュニケーションがなかなかとれないからこそ、各々が独自に深い思索に入れるともいえます。

男女がお互いに足りないものを補える社会が築き上げられれば、世界もより安定していくに違いありません。そのためには左脳だけに頼る生き方をやめることです。男性でも女性でも片方だけに頼りすぎてしまってはいけません。バランス感覚をもって脳を使うのが大事なのです。

5 イルカの脳から人間を探る

脳が左右に分かれているのは人間に限った特徴ではありません。多くの動物も左脳と右脳で機能を分担することで生命活動を行っています。

その代表格はイルカです。イルカは超音波による約三百の言葉を使って仲間とやり取りしており、動物の中ではもっとも人間の知能レベルに近いとも考えられています。

もちろん、左脳と右脳の役割も人間と同じです。イルカも左脳で言葉を理解し、右脳でイメージ的な発想をしています。しかし、人間ほど左右の役割の差がはっきりとしていないといわれています。そのため、人間ほどの高い知能レベルがもてないのです。

それでも、イルカの左右の脳の使い分け方を人間と比較すると興味深い事実が浮き彫りになってきます。

イルカが寝ているとき、左脳は眠っているのですが右脳はずっと起きていて見張り番を務めています。右脳が危険を察知すると、「逃げろ」と左脳を叩き起こして、自分を守るという自己防衛のシステムができあがっているのです。

これは人間も同じです。かつては人間が眠ると脳全体の代謝が落ちてしまうと考えられていました。確かに全体的に下がりはしますが、活動していないわけではありません。ときには、起きているとき以上に脳の代謝が高まって活発に動いているのです。

おそらく人間も睡眠中に右脳が起きているのでしょう。事実、我々の体は寝ているときに身長が伸びたり、体に脂肪がついたりします。睡眠中は右脳による本能的な動きが活性化するのです。

また、私は夢もまた右脳が見せてくれているものと理解しています。

脳にはめったに使わない記憶を消し去ったり、脳の奥の方にしまっておいたりして整理する機能が備わっていますが、このような脳の大掃除は睡眠中に行われます。掃除の最中に出てきた記憶の断片が夢なのです。確かに夢を見たのだけれども、どんな夢だったか思い出そうとしても全く浮かび上がってこないのは、脳が夢のもととなった記憶の断片を脳の奥深くにしまったからです。

これにはもう一つの理由も考えられます。右脳によるイメージのような抽象的なものは、絵画的に理解しやすい反面、左脳がサポートしてくれないと、きちんとした記憶としてホールドできないのです。「さっきまで使っていたのに、自分のメガネが見当たらない。この辺に置いたような気がするんだが…」などというときは、右脳で見た絵を左脳で言葉としてメモをとらなかったからです。

もちろん、メガネを置いた場所の映像のすべてを言葉として記憶するのは不可能です。それでも置いた場所の色とか形とかを、たった一言でもいいからキーワードとして左脳にインプットしておけば、ド忘れもかなりの確率で防ぐことができます。同じように、夢も起きてからすぐに「怖い夢を見たなぁ」とでも声を出して言葉にしたり、メモをとっておけば忘れることはありません。

このように見ていくと、左右の脳のコンビネーションが人間の活動を支えていることがおわかりいただけたでしょう。いくら右脳が元気満々でも、左脳の言葉能力が壊れてしまうと、きちんと他者とコミュニケーションできなくなってしまいます。このような状態がボケであるともいえます。

ボケとは思うように記憶を取り出せないことでもあります。記憶は言葉として覚えるよりも映像化、イメージ化した方が覚えやすいので、おのずと右脳の力を頼ることになります。しかし、記憶を開くキーワードをもっている左脳の機能が低下すると記憶が思うように取り出せなくなってしまうのです。それがボケを進行させるのです。

実はデジタル的な思考はイメージ思考よりもエネルギーの消費が激しいため、右脳よりも左脳の方が壊れやすくできています。前項で申し上げたように、一枚の写真を言葉で説明するより、絵として、ぱっと見せた方がはるかに楽です。しかし、もし、それを言葉で説明し続けるとなると左脳はそれだけ酷使されることになりますから、早く衰えてしまうことになるわけです。

ボケまではいかなくとも、脳細胞自体も左脳は右脳よりも早く老化してしまう傾向があります。年をとると話し方がしどろもどろになってしまう人が多いのはこのためです。

もちろん、細胞の数としては右脳も年齢を重ねるたびにどんどん減っていきますが、その代わり細胞同士のネットワークがより強固になっていきます。お年寄りは流暢にしゃべることはできないとはいえ、一つ一つの言葉は非常に意味のある重たいものであることが多いのも、それだけネットワーク的に強固なものになった右脳による深い思索ができているという表われです。

儒教の創始者である孔子は「七十にして矩を越えず」と、年老いて初めて人生の様々なことがわかってきたと述べています。これぐらいまで生きないと人生の本当の意味はわからないと思います。いや、これだけでは足りないかもしれません。さらに深く人生を知るためにはもう少し時間が欲しいところです。哲学をしようとする人が長生きなのは、もっと右脳内の細胞同士の結合を強固にして、人生の奥深くを見つめたいと願うからなのかもしれません。

6 意識は時空を超越する

私が好きな作家の一人に『アウトサイダー』を書いたイギリスのコリン・ウィルソンがいます。人間の疎外をテーマに刺激的な論調で社会を斬ったこの本は、一躍世界的ベストセラーとなり、いわゆる「怒れる若者たち」のバイブル的存在となりました。アウトサイダーが出版された頃は私もちょうど学生時代でしたので、彼の意見にはたいへん共感を覚えました。

このウィルソンは人間について面白い意見を述べています。それは「人は神にもなれるし、殺人者にもなれる」というものです。さらに彼は「意識を調節する秘訣を身に付けたときから人は人となれる」ともいっています。

「意識を調節する」というのは、感情などの自分の主観的なフィルターを通してではなく全体から物事を考えろという意味だと私はとらえています。これができなければ人は人でなくなるし、あまりに意識を調節できないようだと殺人者にもなる可能性がある、そんなことをウィルソンはいいたかったのでしょう。

確かに、自分の視点からだけで物事を評価するのは危険です。自分ばかりを主張していると最後は殺しあいになってしまいます。戦争とはその典型的な例でしょう。

この場合の意識は左脳の自意識だけを指しているのではありません。意識を広い意味で解釈すれば、左脳の個体としての記憶の他に右脳の先祖記憶も関わってきます。この二つの記憶の再生装置が意識なのです。意識の中の記憶はあちこちからバラバラに出てきたものではなく、どれも意味のあるものとしてつながっており、脳の海馬《かいば》という器官にガッチリとホールドされます。この記憶たちが我々が生きていくうえでの価値観を作り出しているのです。

こうした人間の意識はあくまでも主観的なものです。意識を変えるには、変えようとする意志が必要になってきます。この点は動物と全く違います。動物の意識というものは流動的な部分があって、主人からなでられたり、エサをもらったりすると喜んで、意識もプラスになりますし、怒られたりすればその逆のマイナス方向に進みます。

もちろん人間も外的要因で喜怒哀楽が変化しますが、基本的には感情が変化する程度で根本的な意識までは変えられません。それだけ人間の意識は奥が深いといえるでしょう。なかにはちょっと悪口をいわれただけで激昂する人もいますが、こういう人は人間本来の意識というものを忘れて、動物的な生き方をしているといえます。

このような悪い生き方を変えるには「ものは考えよう」ということわざのように思考するのがベストです。

たとえば、仕事でミスを犯してしまい、会社で上司に叱られたとしましょう。すると、どんな人でも一瞬、「いやだな」とか「どうして自分だけこんなに怒られるんだろう」といった感情が出てくるでしょう。どんな人でも叱られたときはいやな思いをするものです。

これは意識レベルが高い人でも同じです。叱られてもなんとも思わないのは、ただ鈍感なだけです。しかし、叱られたからといって落ち込んだり、いわゆる「逆ギレ」をしたりはしません。ウィルソンがいうように全体から物事を考えれば、ミスに対して叱ることで、叱られた本人はもちろん他の社員も同じようなミスをする可能性が低くなり、結果として会社という組織が伸びていくことになります。自分が叱られているのは無意味ではない。全体のためになるのだ。このことがわかったときはじめて「人は人となる」のです。

実際、遺伝子もこのような意識の調節ができる人を残そうとしています。長寿の方を見ていると、「苦しみなんてなんのその、こんなことは起こって当たり前で、これを乗り越えていかなくてどうする」というように、ものは考えよう的な発想の転換が上手な人が多いようです。つまり、長生きする方々は意識の調節に長けている人が多いということです。

さて、この意識についてはもう一ついっておきたいことがあります。それは意識は時間も空間も超えて存在できるものだという点です。

日本からアメリカに行くには飛行機で何時間もかかりますが、アメリカのことを考えるのはすぐにできます。太陽系の果ての海王星や冥王星にだって思いを馳せることができます。意識は時空などおかまいなしに、すべてに到達できるのです。当たり前のようですが、多くの人はここを見落としているようです。

この世でもっとも早い物質は光ですが、その光でさえ太陽から冥王星まで到達するにはかなりの時間を要します。意識なら一瞬ですから、光をもってしても意識には太刀打ちできないのです。

ちなみに、もし私たちが光のスピードで飛んだとしたら、その時点で時間と空間は止まってしまいます。さらには理論的には光のスピード以上に進めば未来に行けますし、向きを変えれば過去にだって入っていけます。

意識はその光よりも早いのですから、もしかすると意識によって人間は自分の過去や未来を見ることができるのかもしれません。これを東洋では霊視と呼んでいます。

少々、オカルトめいた話になってしまいましたが、可能性としてこういうことがあるのは否定できないと私は考えています。

7 脳も遺伝子によって突き動かされる

右脳は左脳に比べて十万倍もの驚異的なパワーをもっています。それだけに、この右脳の力を最大限に引き出そうと、右脳開発塾といった機関が全国に設けられているようです。なるほど、それなら私も塾通いをしてみようかしらと希望される方も多いでしょうが、残念ながらそのほとんどは幼い子供向けのものです。なぜ大人のための右脳開発塾がないのでしょうか？

その理由は脳細胞の成長の仕方にあります。人間の脳は、体が成長していくのと同様に、細胞をどんどん増殖していきます。ただし、人体が平均十五～六歳くらいまで成長するのに対して、脳細胞はだいたい五歳ぐらいで増殖するのをやめ、その後は数を減らしていってしまいますが、細胞同士の神経を通しての結合は二十五歳くらいまで続きます。

それでも五歳までに脳細胞の数は約一千億個になります。これらすべてを養っていくには酸素の消費量などの関係から人体にとんでもない負担をかけることになります。それゆえ、脳細胞はある数に減るまで自然に死滅していくというわけです。

その細胞の死滅には一つの法則があります。たとえば幼児に毎日クラシック音楽を聞かせていると、音楽を理解するための細胞は生き残りますが、逆に音楽に触れさせないと、音楽用の細胞はそぎ落とされてしまいます。もちろん、これは音楽に限ったことではなく、文学であろうが絵画であろうが同じメカニズムが働きます。

とするならば、音楽を聞かせ、本を読ませて、絵を見せ、描かせるようにすると、かなりの脳細胞が残せるのではないのかと欲張った考え方をしてしまいがちですが、個体の能力に合わせて脳細胞が死ぬことは、視点を変えれば人間の能力に専門性が出てくるということにもなります。おのずと人間は多様性を維持できるようになり、人類全体としてはプラスに働くことになるわけです。

これももちろん遺伝子のプログラムです。いくつもの可能性を残そうとする遺伝子に反して、五歳程度の数の脳細胞を残せるようになったら——おそらくその反動でとんでもないカタストロフィが人類を襲うかもしれません。

私たちは遺伝子の思うがままに突き動かされているといっても過言ではありません。恐ろしいことに遺伝子は我々を生かそうとするのではなく、殺そうとする働きもあるのです。その一つの形態が細胞死としてのアポトーシス（自殺）です。

自分自身を「いやな人間だなぁ」というようにマイナス思考をしてしまうと、つい自分の中に閉じこもってしまいがちです。すぐに立ち直れればいいのですが、なかなかこういう思考から抜け出せないでいると、友達と遊びに出かけたり、恋人を作ったりといった楽しいことをしようとしなくなってしまいます。つまり、自分にとってプラスになる要因を一切拒んでしまう状態に陥るわけです。

それが長く続くと、遺伝子は死へ向かうように人間を追い立てます。おそらく、人類に

図表11　年代別による死亡原因　厚生省調べ（平成11年）

年齢	第1位	第2位	第3位	第4位
10〜14歳	不慮の事故	悪性新生物	**自殺**	心疾患
15〜19歳	不慮の事故	**自殺**	悪性新生物	心疾患
20〜24歳	不慮の事故	**自殺**	悪性新生物	心疾患
25〜29歳	**自殺**	不慮の事故	悪性新生物	心疾患
30〜34歳	**自殺**	悪性新生物	不慮の事故	心疾患
35〜39歳	**自殺**	悪性新生物	不慮の事故	心疾患
40〜44歳	悪性新生物	**自殺**	心疾患	不慮の事故
45〜49歳	悪性新生物	**自殺**	心疾患	脳血管疾患
50〜54歳	悪性新生物	**自殺**	心疾患	脳血管疾患
55〜59歳	悪性新生物	心疾患	脳血管疾患	**自殺**
60〜64歳	悪性新生物	心疾患	脳血管疾患	**自殺**
65〜69歳	悪性新生物	心疾患	脳血管疾患	肺炎
70〜74歳	悪性新生物	心疾患	脳血管疾患	肺炎
75〜79歳	悪性新生物	心疾患	脳血管疾患	肺炎
80〜84歳	悪性新生物	心疾患	脳血管疾患	肺炎
85〜89歳	心疾患	脳血管疾患	悪性新生物	肺炎
90歳以上	心疾患	肺炎	脳血管疾患	老衰

とってためにならない思考をする人間は排除しようとする、血も涙もない恐るべき考えを遺伝子はもっているのでしょう。

それでも救いはあります。遺伝子のこうした考えを改めさせることができるのです。そうです、脳を活性化させてあげれば死のプログラムは発動しないのです。

一九九九年のデータによると、日本における自殺者の数は交通事故死者のおよそ二・四倍にあたる約三万三千人にも達しています。近年、社会構造が複雑化し、また不況が進む中で、この傾向は高まる一方で、自殺者の数は増加することが懸念されています〈図表11〉。

だからこそ、自分の中に閉じこもりがちな自殺予備軍の人々を守ってやらなければなりません。

こういう人たちに一番してやらなければならないことは「安心」＝「癒し」を与えることです。現代の競争社会では不安をかき立ててしまうばかりです。こんな雑然とした時代に人を安心させる術は、唯一、癒ししかありません。とにかく、自分の周りの人に癒しを与えるようにする姿勢が大事なのです。

癒しのための近道は右脳にパワーを与えることです。よい絵を見たり、よい音楽を聞くことで人間は癒されますし、また触れあうことでも反応します。つまり、五感を刺激することで右脳は喜んでくれるのです。

ただし、「くじけちゃだめだ」とか「頑張れよ」という言葉は禁句といってもいいでしょう。そもそも、言葉に反応する左脳は基本的にマイナス思考ですから、いっそう、殻の中に閉じこもらせてしまう危険性をはらんでいるのです。

一方、右脳はプラス思考です。私たちがいま、ここに存在すること自体が各々のヒトにとっては勝利者として生き残ってきた証拠です。私たちの先祖が生存競争に負けていれば、私たちは生存していなかったでしょう。それらの生存競争の勝利者としての記憶は右脳の中に存在しているのですから、右脳の記憶の中にはプラス思考が多いのです。それに引き換え、私たち一代の記憶はマイナス思考が多いので、こうしてもうまくいかなかった、ああしてもうまくいかなかったといったネガティブなものになってしまうわけです。したがって、右脳を刺激すればおのずとプラス思考が生まれてきます。ですから、いまにも自殺しそうな閉じこもりがちな人を癒すには、なにより右脳の扉を開いてくれる五感を刺激してあげることが一番ということになります。一緒に音楽を聞いたり、絵画を見たりといったことを根気よく繰り返し、繰り返して右脳に刺激を与えてやれば、すぐに反応は出なくとも、きっと自分で立ち上がろうとする意志がわき上がってきます。

8 もっと感情的に生きよう

感情を表に出すことは醜いことである。感情を抑えることが美徳であって、感情の赴くままに生きるのはよくない…感情とはどのようなものですかと尋ねると、あまりいいイメージをもっていない人が多いようです。

私自身もどちらかというと感情的になって生きるのはよくないといってきた方です。もちろん、いまでもその考えに変わりはありません。大局を見ずに個人の感情だけで物事を判断するのは、決してホメられたことではありません。

しかし、感情とはそんなに汚れていて隅に押しやられるべきものなのか？　最近、そのような疑問を抱くようになりました。

よく考えてみると、感情は心の深いところに根ざしているものです。人間はそれが表に出てこないように理性で抑えようとします。たとえば、他人を殺したいほど憎んだとします。普通ならその殺意を理性で抑えて、さすがに憎んだ人を殺そうとはしません。だからこそ、理性は人間としての「正義」を守っているのだという意見もあります。しかし、理性もそれほど信用できたものではありません。

理性は案外打算的で、憎んだ人を殺さないというのも、「もし仮に殺してしまったら社会的制裁を受けてしまうから、やめておこう」といった損得勘定が働いているからです。

では、人間の心の中で何が正義なのかというならば、私は感情の方が正義に近いと思います。もちろん、感情一辺倒になったら殺人者にもなってしまいかねませんし、そこまでいかなくても、悲しい出来事が起こると、悲しみの感情が心を覆いつくし、何も手につかなくなってしまいがちです。このような日常生活にも支障をきたしてしまう状態はよくありませんが、それでも、その感情の中には、人間として進むべき本道としての正義が隠されているように思えてならないのです。

確かに、理屈ばかりで行動すると失敗したりします。計画を綿密に論理的に作ったのに、全くそのとおりに進行しなかったというのはよくある話です。ところが、感情の赴くままに直感的に計画を立てると、思わぬ成果を生み出したりすることが結構あったりします。

これは感情の中枢が右脳にあるからです。右脳に詰まっている先天記憶が自分を突き動かして、いい方向へと計画を進めているのです。

いつもだったら何でもないのに、無性に怒りが込み上げてきたり、無性に愉快になって、笑ってしまったという経験はありませんか？　そんなときは右脳があなたに何かを語りかけているのです。感情のままに突き進んでしまってはいけませんが、そんなときは一呼吸おいて、なんでこんなことで怒っているんだろう、あるいは笑っているんだろうと冷静に考えてみる価値はあります。

また、感情をあまりにも否定すると、大きなストレスになってしまいます。誰もいない山へ行って大声を出すとか、スポーツをして体のエネルギーを発散させるなど、もっと日常生活の中で感情を解き放す場を作ることをおすすめします。そうでもしなければ、ストレス性の様々な病気に直結するのは明白です。

なにはともあれ、感情は人間の深い記憶に根ざした右脳に直結するのですから、捨てたものではありません。現代人たちは感情を抑えすぎか、変な方向に向けすぎです。もっと人間らしい喜怒哀楽を素直に表現してもいいのではないでしょうか？

実際、長寿の人たちは…笑うときは笑い、怒るときは怒る。そして、それを決して後に引きずらず、周りの人に迷惑をかけるのはいけない…そんな風にして生きています。このように日常生活に悪影響を及ぼさない範囲で感情を解き放てば、心はますます豊かになるに違いありません。

そのような心の豊かさを計る指数として、少し前にＥＱ（Emotional Quotient）が話題になりましたが、私は二十一世紀にはＳＱ（Spiritual Quotient）、つまり魂の充足度が注目されるようになると思います。

心が豊かになれば今度は魂までも含めた人間の存在すべてが豊かにならなければなりません。ＳＱを上げるにはスピリチュアル・ヘルス（霊的健康）を高める必要があります。

そのためにはもっと宇宙的視野に視点を置いて、広く物事を考えたいものです。

ＳＱを高めていけば、第四の脳・前頭前野がさらに進化していきます。

いまの人間は完成型ではありません。これから何千万年、何億年もの年月を重ねていけば、人類はいまとは似ても似つかない形態になっていくはずです。

もちろん、そのときを我々は直接見ることはできませんが、前頭前野がスピリチュアルな健康を高めていけば、なんとなくその雰囲気だけでも感じることはできます。つまり、感情を表に出して心を豊かにすることは、人間の進化にも大いに役立つというわけです。

9 脳内モルヒネを引き出そう

脳の機能から人間を探っていくなかで、どうしても避けて通れない物質があります。それは脳内革命の原点ともいうべき脳内麻薬です。脳内麻薬とは、脳の中で形成されるホルモンで、快感神経を興奮させる作用があります。なかでもβ—エンドルフィンをはじめとする脳内モルヒネは、人間の存在理由を解き明かす重要な鍵となります。

そこで、ここで脳内麻薬についてざっとおさらいしてみたいと思います。

一般的に麻薬というと次の四つの効果があるとされています。

1 快感がある
2 耽溺性がある
3 耐性がある
4 幻覚作用がある

麻薬には気持ちいいという快感がありますから、それに溺れて習慣化します。しかも体が麻薬に慣れてしまうと、同じ効果を出すためには量を増やしたり、よりパワーのある麻薬を用いなければなりません（この状態を耐性があるといいます）。さらに幻覚作用も伴ってしまいます。大麻やLSDといった人為的に作り出された麻薬は体に危害を加え、人間を廃人にしたり死にいたらしめたりします。一方、脳内麻薬は一般的な麻薬のように激しく体を痛めつけたりはしません。

その理由は自然の薬と現代化学薬の関係から説明できます。脳内麻薬は体の中でナチュラルに作られたものですから、体にとってはそこにあって当然なものなのです。しかし、人為的に作られた麻薬は、自然界の薬を真似て作ったものです。すなわち、脳内麻薬の代用品として作られたもので、もともと体の中にはない不自然な物質です。悪いことに、その効力としては脳内麻薬よりもはるかにパワーがあるため、気分を一気にハイな状態にもっていってしまい、その結果体に大きな反動が返ってきます。

こういうと、自然界からできた大麻には害はないのではないか、という声も聞こえてきそうですが、ＬＳＤのような人工物にしろ、自然栽培した大麻にしろ、人体にとって危険が高いのは同じことです。これらの物質に対しては、ヒトは体内に分解酵素をもたないために、自由に分解できず、副作用が生じてしまうのです。

脳内麻薬には一般にいわれている麻薬のように激烈なパワーはありませんが、人に快感を与えますし、習慣性も幻覚作用もあります。幻覚といっても何も悪いものではなくて、東洋でいう心眼のように、もっと奥深い世界を見つめることを意味しています。

また、脳内麻薬は単に人を気持ちよくするだけではありません。老化を防止し自然治癒力を高める効果があります。だからこそ、私は脳内麻薬に注目してきたのです。

ただし、脳内麻薬といってもすべてが体にいいものばかりではありません。

私がいいと思う脳内麻薬は脳内モルヒネ系と呼んでいる種類のものです。

麻薬系についてわかりやすく説明するために、ＷＨＯが分類した七つの麻薬について図にしてみました〈図表12〉。

図表12　一般的な麻薬と脳内麻薬

一般的な麻薬	中枢神経に及ぼす影響	よく似た脳内麻薬
モルヒネ系	抑制	β—エンドルフィン（脳内モルヒネ系）
アルコール系	抑制	
大麻系	抑制	
覚醒剤系	興奮	ドーパミン　ノルアドレナリンなど
コカイン系	興奮	
LSD系	興奮	セロトニン系
カート系	抑制	

これを見ると、ノルアドレナリンをはじめとする脳内麻薬は覚醒剤系になっています。この覚醒剤系のホルモンは人を興奮させることで気分を向上させてくれます。なかでも、ドーパミンは「明日の朝が締め切りだ。今日は徹夜で頑張ろう！」などというときには、体に驚異的なパワーを与えてくれます。しかし、それをあまり出しすぎると、興奮しすぎて病気の原因ともなります。怒ったときなどに放出されるノルアドレナリンも同様です。

ドーパミンなどの人を興奮させる脳内麻薬は活性酸素を大量に放出します。活性酸素は体に老化物質を作ったり、遺伝子を傷つけたりします。切羽詰まったピンチのときにドーパミンやノルアドレナリンを使うのはいいのですが、これに頼ってばかりいると体がもちません。

一方、β—エンドルフィンに代表される脳内モルヒネ系は、ドーパミンやノルアドレナリンに比べ、パワーは弱いものの、その分、活性酸素をほとんど出しません。心と体を落ち着かせて深い思考に入りやすくしてくれる機能があり、一度出れば長い時間効果が持続しますから、じっくり物事を考えるには最適です。瞑想のときもこのβ—エンドルフィンが大きく作用しています。

この脳内モルヒネ系をうまく使って、快適な人生を送ろう。これが『脳内革命』シリーズの一つの大きなテーマでもあります。

それにしても、このような脳内モルヒネがなぜ存在するのでしょうか？ 私は一つの仮説として、「欲」を「物質」としてとらえるための一つの形態だと思います。前述したように、欲は誰にでもあるものです。その欲を満たしたときに、脳内モルヒネが人を気持ちよくしたり、体を活性化することでホメてくれているのではないでしょうか？

もっとも、お金持ちになりたいとか、おいしいものを食べたいという個人レベルの欲における脳内モルヒネのパワーは微々たるものです。個から離れて全体のことを考えるとき、脳内モルヒネはさらにすばらしい快感を私たちに与えてくれるのです。

10 ブレーキとアクセルを踏み分けて上手に脳内麻薬を活用

遺伝子の中の人類五百万年の記憶は、無理矢理引き出そうと思ってもなかなか実現できないものです。遺伝子はそれこそ巨大な城塞の中に引きこもっているからです。

その扉を力任せにこじ開けようとすれば、城塞の中で大切に守られている遺伝子に傷がつきますし、かといって城塞の外で指をくわえたまま、まだ見ぬ遺伝子の姿を想像するだけというのもなんとももどかしいものです。

そこで活躍してくれるのが脳内麻薬です。これは重い扉を開く鍵となり、城塞の扉を開け、いとも簡単に遺伝子の記憶に触れさせてくれるのです。

遺伝子の記憶は我々にひらめきとか直感というパワーを与えてくれますが、普通の脳の状態ではその記憶の膨大なエネルギーに耐えられません。そこで、人間は脳内麻薬を使って脳をパワフルな状態にして、遺伝子の記憶を得ようとしているのです。

こうした遺伝子の扉を開く鍵としての観点から、もう少し脳内麻薬についてご説明しましょう。

遺伝子の扉は興奮を誘発するノルアドレナリン、ドーパミン、気持ちを安らかにしてくれるβ—エンドルフィンのどちらでも開くことができます。

ノルアドレナリンなどの覚醒剤系のホルモンを私はアクセル系と呼んでいます。アクセルを踏めば踏むほど車のスピードが出るように、アクセル系のホルモンは出た分だけ脳が活性化します。しかし、あまりに出しすぎると脳の機能がマヒしててんかんになってしまいます。

それを防ぐための装置がギャバ系というホルモンです。これはブレーキ系の脳内麻薬です。車の運転をするときは、アクセルとブレーキを同時に踏んでしまうとスピンなどの事故をまねいてしまいますが、脳の場合はそれとは全く逆で、アクセル系が働くときにはブレーキ系も同時に働いて、脳の暴走を防止しています。

ですから、いくらアクセル系を踏んでも脳の馬力は上がりません。むしろ余計なエネルギーを使うので体は疲れてしまいますし、前述のようにノルアドレナリンやドーパミンが体にとってよくない物質である活性酸素を放出してしまいます。

ドーパミンやノルアドレナリンは猛毒です。これを動物に多量に注入すると即死してしまうほどですから、おのずとその毒性はおわかりいただけるでしょう。我々は毒を使って生きているのです。しかし、同時にこの毒こそが底知れないパワーを与えてくれるのです。

人間は「考える」ときにドーパミンを出します。ですから、人間は毒の強いアクセルを踏まないと前に進めませんが、ドーパミンの使いすぎはおのずと体を痛めつけることになるというのも忘れてはなりません。

ならば、使う量を必要最低限にしてやればいいかがでしょうか？　自動車だって時速二〇〇キロも出せば事故の確率は高くなりますが、法定速度以内でゆっくり進んでいけば事故は起こりにくくなります。しかも、ゆっくり進んだ方が周りの風景なども楽しめて、ドライブ気分を満喫することもできます。

このゆっくり運転のためにはアクセルを緩やかにし、ブレーキを使わないようにすればいいわけです。脳の中でブレーキとなるギャバ系の力を抑えてくれるのはβ—エンドルフィンなどの脳内モルヒネです。

アクセル全開だと途中で息切れして効果がすぐになくなってしまいますが、脳内モルヒネを使ってブレーキを止めると、じわじわとエネルギーが出るので効果が持続します。そのため、脳内モルヒネを使うと深い思索に入ることができるのです。脳内モルヒネが出ると体が疲れにくくなったり、肉体的に若返るといわれるのもここにその一因があります。

もっともアクセルを全開したときほどのパワーが出ないのでは？　という疑問もあるで

しょうが、実はブレーキを止めると下りの坂道を自然に転げ落ちるのと同じような思わぬパワーが出てきます。

アクセル系とブレーキ系はまるでウサギとカメの物語のようです。短距離ならばウサギであるアクセル系にはかないませんが、長期的に見ればブレーキ系を止めた方が、のろまだけれども途中で休むことなく、のっしのっしと進んでいけるカメの歩みのように優れているのです。

ブレーキ系を止めるのに一番手っ取り早いのは、筋肉を使うことです。脳内麻薬は筋肉に反応しやすいのです。

といっても、過激な運動は活性酸素が出すぎてしまうのでいけません。おすすめの筋肉鍛練法は自然の中のウォーキングです。ドイツが生んだ偉大なる作曲家・ベートーベンは、自然の中を歩きながら作曲したといいます。おそらく彼はウォーキングによって、いままで築き上げてきた自分の経験はもとより、彼の中の遺伝子との対話からひらめきを得ていたのでしょう。

また、好きな絵を見たり、アロマテラピーなどで好きな匂いに包まれたりして五感を刺激するのもいいでしょう。私自身、いい音楽を聞きながら誰かと話していたりすると、脳の中から湯水のように記憶がわき上がって、ひらめきや直感が出てきます。すっかり忘れていた記憶がポンと蘇ってくることもありますから不思議なものです。

もちろん、瞑想にも同じような作用があります。二十一世紀の脳内革命は、このブレーキ系を上手にコントロールする瞑想が大きなテーマといえるでしょう。

11 私が脳をここまで語れるわけ

現代の脳についての学問を飛躍的に前進させたのは、左右の脳の機能分化の研究で一九八一年にノーベル医学生理学賞を受賞したロジャー・スペリー博士とW・G・ペンフィールド博士の二人です。

彼らは大胆な実験をしたことで有名です。生きている人間の頭蓋骨を取りはずし脳を露出させ、脳の様々なポイントに電極を当て、どの部分にどんな感情や記憶が詰まっているのかを確かめたのです。これにより、脳の機能の分担がどのようになされているのかが証明されました。

実験の被験者は左右の脳をつなげる脳梁の機能が低下した「分断脳」の患者でした。その理由は、左脳と右脳の機能の違いを見るというのが実験の大きな目的だからです。脳梁を使って左右の脳が対話してしまうと、左に電極を当てているのに脳梁を伝わって右脳にその電極の刺激が伝わって、右脳のデータが出てくることにもなりかねません。そこで、左脳は左脳だけ、右脳は右脳だけで物事を判断する分断脳患者が選ばれたのです。

分断脳にはもともと脳梁が切れていたというケースは少なく、人為的に切ってしまった人がほとんどです。脳梁切断というのは、かつて重度のてんかんの患者の発作を抑えるためによく用いられていた手法です（現在ではこのような手術は用いられません）。

そもそも、てんかんは脳の片側だけで起きる病気なので、脳梁があると正常な脳にも悪影響を及ぼしてしまいます。最悪のケースだと、発作による呼吸困難などで死に至ることもあります。いまでは薬によってある程度までは発作を抑えることができるようになりましたが、医学レベルがまだ未熟だった時代は、重症のてんかん患者さんには脳梁を切るしか命をつなぎ止める方法はなかったのです。

こうした分断脳の患者さんによって体の右半身の情報は左脳に、左半身は右脳に入ることや、左脳は言語・計算情報、右脳は図形・音声情報の処理に長けていることがわかりました。それを体系化したのがスペリー博士とペンフィールド博士というわけです。

彼らの実験はある意味で人体実験ですから、医学的発展に目ざましい貢献をしたとはいえ、社会的には多くの問題を残しました。事実、いまでは実行不可能です。

しかし、私はどうしてもこの左右の脳の違いを自分で確かめてみたかったので、自分自身を被験者にして実験したことがあります。といっても、自分で頭蓋骨を開けて電極を当てるなんてことはできませんから、薬を使って分断脳を疑似体験してみました。

その実験を簡単にご説明しましょう。

まず、左右の頸動脈に細いテフロンの管を通し、ペントバルビタールという麻酔薬の一種をうすめたものをごく少量入れます。右頸動脈に入れれば右脳がマヒし、左頸動脈に入れれば左脳がマヒしますから、一時的に分断脳の状態が作り出せるというわけです。

実験ではテープに「コップの中に水を注ぎなさい」といった命令を吹き込んで、それに合わせて体を動かすようにし、さらにその様子をビデオカメラで録画しました。仮に薬のせいで分断脳になったため、頭の中で考えたように動いてはいないといっても、外から見ればそれが本当かどうかわかりません。より客観的なデータを得るためにこのような手法をとったわけです。

右脳をマヒさせたときは、意識もはっきりしておりテープの命令をちゃんと理解して行動していました。しかし、一方の左脳をマヒさせたとたん、あたかも夢の中にいるような気分になり、意識がスーッと薄れてしまいました。テープの命令も覚えているような、覚えていないような感覚で、曖昧模糊《あいまいもこ》とした状態に陥ってしまいました。

それでもビデオを確認すると、ちゃんと命令通りに行動していましたし、薬が入りすぎないように実験器具を調節したりもしていました。しかし、私自身ははっきり目的をもって行動していたのではなく、「自分ではなく他人にやらされている」ような感覚に包まれていたのです。

ともかく左脳をマヒさせることで右脳の機能を明白に体感することができました。これで確信したのは人間の中には二つの意識があるということです。左脳は自分という個体の意識、右脳は他人さま、つまり先祖意識であり、我々は脳梁を通して二つの意識を重ね合わせることで価値判断をしていたのです。この結果は、私の仮説は間違っていなかったとの確証を得てそれが大きな自信ともなりました。

私が脳についていろいろなことをいい切るのは、この実験での体験があるからにほかなりません。

しかし、この実験はかなりの危険性をはらんでいます。一度だけではなく何度かこの実験を試みたのですが、実験の最中に意識を失ってしまったこともありましたし、一瞬の睡眠の間に首に通した管が取れてベッドを血だらけにしたこともありました。一歩間違えれば、命を落とすことにもなりかねません。こうして生き長らえることができたのも、ひとえに私に医学的な知識があったからこそです。随分無謀なことをしたものだと思いますが、そのときは危険に対する恐怖よりも、どうしても脳の謎に迫ってみたいという気持ちが勝っていたのです。

おかげで、得るものがたくさんありました。瞑想などの方法は普段右脳よりも出力が大きい左脳のレベルを落とすことで、右脳のパワーを引き出すことができるということがわかったのもその一つです。

ただし、左脳のレベルを下げすぎると睡眠状態になってしまいます。左右の脳が同じようなパワーであるとき、はじめて瞑想による深い思索が可能となります。この左右の脳が等しいパワーの状態は瞑想であるとともに哲学でいうところの「変性意識」ともいえます。変性とは同類のものとは違う性質をもつということです。つまり、左右の脳の意識が等しく混合することで、新たなものが見えてくるのです。

12 脳が「ある」と思ったら病気

脳梁を切断した分断脳の患者さんの感覚について、もう少し検証してみます。

『脳内革命2』でも触れましたが、たとえば、目隠しした分断脳の方の手にスプーンを握ってもらい、「あなたはいま何を握っていますか?」という質問をしたとしましょう。通常ならば、手の触覚でスプーンの形や金属特有の冷たさを感知し、それが脳に伝わると手に「固い」「冷たい」物質があるという情報が入ります。そして、言葉をもっている左脳がその情報を推察して「スプーン」という言葉を導き出します。

分断脳の方も右手にもっている場合は簡単にスプーンだということがわかります。左脳は右半身の感覚を支配しているからです。一方、右脳が動かしている左手にスプーンをもつと、自分が何をもっているのかわからなくなってしまいますが、目隠しを外してから「さっきもっていたのはなんですか?」と複数のモノの中から選ばせると、見事にスプーンを指差します。左右の脳の機能の違いを明確に物語る実験結果です

また分断脳の患者さんのほかに、病気や事故のために脳の片側を切除してしまった方たちからも、我々は多くの事実を教えられました。

右脳を切除した人は音痴になったり、上手に空間が認識できなかったり、同様に右脳の得意分野である深い思索も苦手とするようになってしまいます。自意識である左脳は活発に動いているだけに、日常生活はなんとか過ごすことはできるのですが、生きる意味について考えられなくなってしまうせいか、日々、ただただ機械的に過ごすようになってしまいます。反対に左脳を切除すると、自意識がなくなるのですから、心のコントロールが思うようにならず、本能的・動物的になる傾向が強いようです。

こうした脳の研究は日進月歩の勢いで発展してきました。それでも謎はまだまだたくさんあります。

人間は脳の機能の一〇％ぐらいしか使っていないといわれています。誰でもどうしても左脳の方の機能が高まりますから、右脳だけでいえば二〜三％近くしか使っていないでしょう。

おそらく、人間は最終的に残りの九〇％の可能性を引き出すことを目指しているのでしょう。これは遺伝子のアミノ酸の数の容量が理論上は二百五十六あるのに二十しか存在しないというのと同じです。未開発のアミノ酸は容量の九〇％以上ですから、まだ人類が知らない脳の機能の数値とほぼ一致しています。これは、脳の能力を高めるためには、遺伝子に閉ざされた力を開放してやらなければならないということの証しでしょう。

こうした脳の未開発の部分を垣間見られるのが、幼いころに脳を切除した患者さんの例です。ある程度成長してから脳を切除してしまうと、すでに脳細胞が固定化しているため、右脳は右脳、左脳は左脳の片方だけの機能しか残りません。しかし、幼児の脳はどちらか一方が欠損しても、もう片方の脳が補ってくれるのです。右脳を切除したのならば、左脳が音楽や絵を健常者と同様に認識し、美しい歌声で歌うこともできれば、華麗な絵を描くこともできるのです。先祖的な記憶はどうなるのかはまだ研究が進んでいませんが、おそらくある程度のレベルまでは肩代わりしてくれるでしょう。

やはり脳は偉大な存在です。東洋ではその偉大さに太古の時代から気づいていました。東洋医学では「脳が『ある』と思ったら病気だと思え」という言葉があります。

まず、ご自分の体の中で、何も悪くない部分を思い浮かべてください。足の指でも耳たぶでもなんでもいいです。

個人差はあるとは思いますが、私がこのように書くまで、みなさんはその何も悪くない部分を意識していなかったはずです。

一方、体の悪い部分は常に存在感を感じているはずです。肩凝りや胃の痛みなど実際に疾患として出ている部分は当然ながら、かゆかったりやけに熱かったりするときは、その場所に何かが起こっているということです。

これだけではありません。とりたてて違和感はなくとも、肩が「ある」と感じていたら、肩になんらかの疾患が発生していたり、発生する可能性を秘めているのです。

その場所が「ある」という意識は普通ならばもちません。現にさきほど私が何も悪くない部分を思い浮かべろといったときは、その部分を「ある」と感じていなかったでしょう。

これは脳が出している病気のシグナルです。「早いうちにどうにかしないと、病気になるからいまのうちに治しておきなさい」と脳が教えてくれているのです。

このようなシグナルの存在は科学的には正確には解明されていませんが、東洋医学のいうことも一理あるのは確かです。あと何年、何十年かすると、この「ある」という感覚が病気のシグナルだという研究が発表される可能性は充分にあります。

そういった意味では、東洋医学は偉大な預言書だといっても、決していいすぎではないでしょう。

第2章の要約

●インターネットと脳の神経細胞ネットワークの構成は似ている。二十一世紀はインターネットそのものが人類全体の〝脳〟として機能するかもしれない。

●二十一世紀は産業革命以上のパラダイムの大変革が訪れる可能性が高い。

●左脳には後天的な情報、右脳には先祖から受け継がれてきた遺伝子レベルの情報が詰まっている。

●左脳は現実的な目標に向かって突き進む。一方の右脳は人間が進化の過程で得てきた叡智が凝縮されているだけに、広い視野でのトータルな思考が可能。

●基本的に左脳＝ネガティブ思考、右脳＝ポジティブ思考。

●現代人は左脳ばかりを使いすぎ。本来は右脳と左脳をバランスよく使うべきである。

●右脳はイメージ力に優れている。

●どんなに優れたコンピュータでも右脳の叡智にはかなわない。

●男性には右脳型人間が多く、女性には左脳型人間が多い。

●左脳と右脳をつなぐ脳梁は男性よりも女性の方が二〇％ほど太い。そのため女性は左右の脳をバランスよく使える。

●社会安定のためには、女性の中の母性的なものが必要。

●超音波による約三百の言葉を使うイルカも左脳と右脳を使い分けているが、人間ほど左右の役割の差がはっきりとしていないため、これ以上知能レベルは高くならない。

●睡眠中、人間の右脳は起きているのではないか？

●脳細胞の数は年齢を重ねるたびに減っていく。ただし、右脳の細胞同士のネットワークは年をとればとるほどより強固になっていく。お年寄りの言葉には非常に意味のある貴重なものが多いのはこのため。

●「意識を調節する秘訣を身に付けたときから人は人となれる」（コリン・ウィルソン）

●脳の海馬という器官にガッチリとホールドされた「記憶」が、人間の意識を作り出している。

●意識は時間も空間も超えて存在できる。

●脳細胞はだいたい五歳ぐらいで増殖するのをやめる。個人差はあるが、この時点で脳細胞の数は約一千億個になる。

●癒しを得るためには五感を刺激して右脳にパワーを与えるのがベスト。

●感情の中には、人間として進むべき本道としての正義が隠されている。

●二十一世紀にはＳＱ（Spiritual Quotient）、つまり魂の充足度が注目されるようになる。ＳＱを高めていけば、第四の脳・前頭前野がさらに進化していく。

●一般的な麻薬には「快感がある」「耽溺性がある」「耐性がある」「幻覚作用がある」の四つの効果がある。

●脳内麻薬は体の中でナチュラルに作られたもの。欲を物質としてとらえるための一つの形態として脳内麻薬が存在しているのだろう。

●脳内麻薬にはブレーキ系とアクセル系の二種類がある。この二つをうまく使いこなすことが快適な生活を送る秘訣。

●左右の脳が同じようなパワーであるとき、はじめて瞑想による深い思索が可能となる。

●東洋医学では体の各器官を「ある」と感じると、病気のシグナルと認識している。

第3章

ボケは予防できる心の病

1 自分のことしか考えないとボケる

いまや世界一の長寿を誇る日本ですが、果たしてそれに見合うだけの福祉が行き届いているといえるでしょうか？

確かに二〇〇〇年四月から介護保険が導入されるなど、社会制度の整備もなされてはいますが、これから先、未曾有の老人大国と化すことを考えると問題は山積みです。もちろんこの点に着眼し、いろいろな問題提起がなされたりもしていますが、どちらかというと崩壊寸前の年金財政をはじめ、目に見えるものに取り組もうとしがちです。

確かにそういったことも大きな問題ですが、それと同じように扱ってほしいのが高齢者の心の問題です。これはとても重要な要素なのですが、どうしても軽く見られがちです。とりわけ核家族化が進んだいま、一人暮らしの高齢者問題は切実です。「一人暮らしの高齢者の孤独死」というニュースを耳にするたびに胸の痛い思いをしているのは私だけではないでしょう。なにしろ明日は我が身なのですから。

いずれにしろ高齢者の多くが孤独感にさいなまれています。その不安を取り除いてあげるには、長い時間をかけて根気強く取り組む姿勢が必要です。何かが起こってから腰を上げるのでは遅すぎるのです。

こうした高齢者の心のケアの中でも、深刻なのが老人ボケ（老人性痴呆症）です。現在、六十五歳以上の七～八％が介護しなければならないほどのボケを病んでおり、これに潜在的なボケ患者さんを加えると、その数は一五％にも達するといわれています。年々、高齢者人口は増加しているわけですから、年を追うごとにボケ人口も増えるということになります。

ボケを簡単にいえば、脳の血流が悪くなるなどして人間脳（大脳新皮質）の力がガクンと落ち、基本的に人間脳の下層にある犬猫脳以下しか機能しない状態をいいます。アルツハイマー病ですと、記憶を司る海馬の衰えが原因になることがあります。いずれにせよ、人間的なコミュニケーション能力や思考ができずに、動物のように感情の赴くままに生きているということもできます。ボケとは人間が動物化する現象なのです。

見方によってはボケで動物化するおかげで、死の恐怖から逃れているのだとも解釈できそうです。この死という概念を認識し、恐怖を感じるのは人間だけです。動物には死とはどういうものなのか、ほとんどわかりません。たとえ目の前で外敵に命を奪われそうになっても、それは敵が怖いだけで、その先に待ち受ける死に対して脅えているということではないでしょう。

だからといって、ボケるのはいいことだとは決していえませんし、死を忘れるためにボケたいなどと思う人はほとんどいません。

人間は常に目標とか問題意識をもち、そしてそれにエネルギーを傾けて生きてゆく、そんな生命活動を行うのがあるべき姿といえるのではないでしょうか。ボケてしまうと生きる目的など感じるどころではありませんから、本来の人間の姿は失われてしまうことになります。たとえ本人は自分がボケた状況を把握できないとしても、それは悲しいことに違いありません。誰しもそんな事態を招きたくないはずです。

そのためには右脳を活性化させることです。人を深い思索へと導いてくれる右脳は老化しにくいことがわかっています。右脳の力を死ぬまで最大限に使っていかなければ、余りにももったいなさすぎます。

年をとると左脳のパワーが落ちやすくなり、言語能力が著しく低下します。そのため、ボケの患者さんは言語脳である左脳がダメになってしまっていることが考えられます。ところが、それでも右脳はしっかりしているから、右脳はボケにも強いことがわかっています。言葉がつたなくなったボケ患者さんも初期の時点では、寝起きや排泄といった右脳が司る本能的な機能は衰えないのです。

私は感覚的に右脳は左脳の十万倍のパワーがあるのではないかと思っています。もちろん、ボケの症状が進行すれば右脳的な機能も低下しますが、もとがパワフルなので欠損が生じても目立たないのではないかと考えているわけです。

ともかく、左脳がパワーダウンし、そのままにしておくと、他人と関わることをいやがるようになり、次第に自分の中に閉じこもってしまうようになります。そうなるとコミュニケーションが大好きな左脳はますます衰え、自分のことしか考えられなくなってしまいます。

このように自分にしか目を向けない状態がボケです。家族の迷惑も顧みずに夜中に徘徊したり、突然、大声で笑ったかと思えば、急に泣き出したりするのも、他者の存在がわかっていないからです。

若いころから損得ばかりを気にして自分本位な行動をとっていると、左脳ばかりを酷使することになるため、ボケる確率は非常に高くなります。ぜひとも芸術に親しんだり、瞑想するなどして、右脳を使うように心がけ、左脳の負担を軽くしたいものです。

死ぬまで元気でいること。これが本書のコンセプトの一つです。これを実現するためには、ボケないというのが大前提です。

それには普段から自分自身でボケないように脳を活性化する努力が必要です。そして、周りの人とうまく付き合うのも大切です。仲間と楽しく会話するのでもよし、定年後の第二の人生で新たな職を見つけ、それに打ち込むのもいいでしょう。そうすれば左脳のコミュニケーション力もある程度保てることになります。

また、社会的にも右脳が働くような環境を作りたいところです。その一つの方法として、高齢者が「生きがい」をもてるような社会作りも必要不可欠です。社会を変えるには政府上げての制度改革も大切ですが、それ以上に一人一人が高齢者問題についての意識をもつことが、社会を動かす大きな力を発揮するきっかけになるはずです。

2 記憶を司る海馬にボケ解明の鍵が

ボケは記憶障害の一つともとらえることができます。

脳の中で人間の記憶に大きな関わりをもつのは海馬という器官です〈図表13〉。これを説明するには机と引き出しの関係に置き換えて考えるとわかりやすいでしょう。

私たちが机を使って仕事や勉強をするとき、頻繁に使う書類や参考書は机の上に置いて、

図表13　海馬

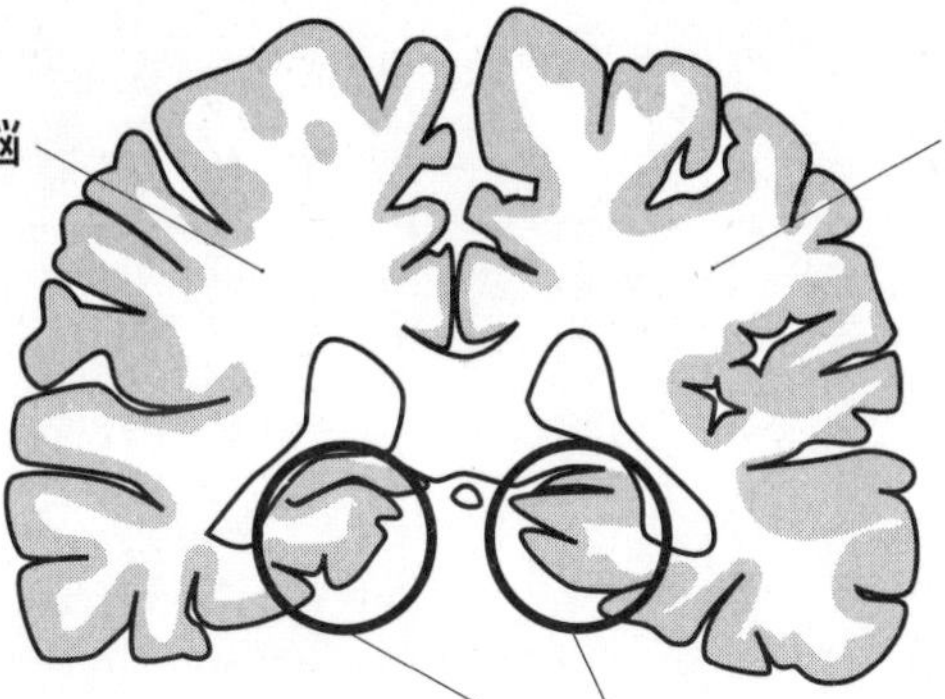

いつでも使えるようにしておくことが多いでしょう。その反対に、終わった仕事の書類や昔の教科書などは引き出しなどの奥深くにしまっておくはずです。

机の上に出さないと使えないのと同様に、パソコンもＨＤ（ハードディスク）にソフトを入れっぱなしでは何もできません。

これを脳に置き換えると、左右の脳という引き出しに入っている情報は海馬という机の上に出ていないと使うことができない仕組みになります。ただし、書類や参考書は机の上に出しっぱなしにしていると、紙が傷んでしまって使い物にならなくなってしまいますが、人間の記憶は劣化することなくがっちり海馬に残されます。

このように海馬に保存された記憶によって、人間は意識をもつのだと思います。

意識とは記憶の連結です。左脳の中にある個体としての記憶はもちろん、右脳の中にある先祖の記憶の中で必要だと思われるものは海馬に把持《はじ》（ホールド）されます。このとき各々の記憶が何の関連性もないバラバラの状態では、人は意識をもてません。

記憶が関連づけられて一つにつながれば、それは意識となります。これはパソコン上に保存されたデータを「『企画』という名前が含まれるもの」とか「何月何日に作成されたもの」といったキーワードで検索し、関連するデータを一覧で表示する機能によく似ています。海馬というメモリ装置にはこの検索機能がついているといってもいいでしょう。

たとえば、ある人の海馬の「一月一日」というキーワードには、子供のころに両親と初もうでに行った記憶や、お年玉をもらったり上げたりした記憶がつながっていたとして、その記憶が楽しいものであれば「楽しい」というキーワードでも関連づけられています。お年玉はもらったけどいやみをいわれたとか、あまりよくない記憶であれば「悲しい」などといったキーワードでくくられています。

楽しい記憶が多ければそれだけ前向きな意識となりますし、反対に悲しい記憶が多ければ意識は暗く沈んでいく傾向になりがちです。海馬にどんな記憶をホールドし、どのように関連づけるかによって人間の意識の方向性は決定づけられます。

ところが、ボケの患者さんは海馬に記憶をホールドできません。実際、ボケやボケ予備軍の方が本を読んでも、読んでいるその瞬間は理解できているのですが、五分、十分と経つとストーリーを思い出せなくなってしまいます。

これは動物と同じ状態です。動物は記憶を少しの間は意識化できるものの、長期間の記憶のホールドはできません。ですから、その行動は目の前にある食べ物が欲しいとか、危険を避けなければという場当たり的に出てくる記憶によってコントロールされています。ボケの患者さんもこれと同じで、目の前にあるものしか見えていませんし、考えることもできません。

こうした記憶のホールドには脳内麻薬が大きな役割を担っています。β—エンドルフィンなどのいわゆる脳内モルヒネは、脳をゆったりさせる作用があるため、脳がリラックスして記憶もどんどん海馬にホールドされます。このように様々な記憶がわき出てくるからこそ、脳内モルヒネには人間を深い思索に導ける力があるのです。

しかし、ノルアドレナリンなどの闘争本能を刺激するホルモン（闘争ホルモン）が出てくると、脳は緊張して一点集中主義となり目先のことだけしか考えられなくなってしまいます。闘争ホルモンが出てくるのは、たとえば車にひかれそうになるとか、目の前に危険が迫ったときなどです。こういうときは一瞬で済むからいいのですが、やっかいなのはストレスを感じたときなどにも闘争ホルモンが出る点です。ストレスを感じていると、闘争ホルモンが出っぱなしになって脳はずっと緊張しています。

この闘争ホルモンは人間の心臓をバクバクさせたり、手に汗を噴き出させたり、体の中のグリコーゲンを分解し、血糖値を上げたりする作用があります。つまり、心だけでなく体にもストレスを与えてしまいます。こんなときは頭でモノを考えろといわれてもなかなかできません。事実、怒りのあまりに我を失った人にいくら「冷静になれ」といっても、ほとんどの人は聞く耳をもちません。それと同じです。

多くの精神病の原因は闘争ホルモンばかり出ているからではないかと考えられます。そして加齢現象でこの闘争ホルモン一辺倒の脳内麻薬が出る場合を、我々はボケと呼んでいます。ボケも精神科領域の疾患といえるのです。

β—エンドルフィンなどの「ゆったりホルモン」を出していれば、人間はなかなかボケません。今後、ボケの予防や治療にはこのゆったりホルモンのさらなる研究が必要になってくるでしょう。

3 チンパンジーのもつ優れた記憶

もう少し記憶について述べていきましょう。

記憶には大きく分けて長期記憶と短期記憶の二種類があります。簡単にいえば、長期記憶は海馬にホールドできる記憶で、短期記憶はすぐに忘れてしまうような記憶です。この長期記憶ができないのがボケです。

つい、いましがた聞いたばかりの電話番号や人の名前がなかなか思い出せないという経験はどなたでもおもちでしょうが、これは短期記憶としてしか脳が理解していないからです。絶対に忘れてならない情報ならば、必ず長期記憶としてホールドされるはずです。

ただし、こうした細かい情報を忘れてしまうのは大きな問題ではありません。脳はいらない記憶は消し去ろうとしますから、電話番号や人の名前を覚えていないというのは、脳がさして重要な情報ではないとか、メモや手帳を見れば済むと判断したものととらえています。

しかし、長期記憶が消えるようだと困りものです。本を読んでいて前のストーリーが思い出せないのでは、本を読む楽しみを感じられないことになります。

また、人は長期記憶を使って「自分が何者か?」という存在理由を自問自答します。そんな難しいことは考えたことはない、という人でも、死んだらどうなるのかとか、人間は何のために生きているのだろうという疑問はもったことがあるでしょう。長期記憶がなければ、こうした哲学的概念を含めた記憶の連結である意識をもてなくなり、人間はその場しのぎの記憶、つまり短期記憶だけで生きる動物に近くなってしまいます。

記憶は年齢を重ねれば重ねるほど増えていきますから、長期記憶は高齢者ほど深く厚みのあるものになります。おそらく、この長期記憶は右脳の範疇にあるものと思われます。前述のように、右脳の細胞のネットワークは年をとればとるほど強化されていき、高齢者ほど右脳の力を使った深い思索ができるようになります。このとき、長い人生を生き抜いてきたことによる様々な体験によって生み出された長期記憶がより大きければ、思索もより深遠なものになるのです。

動物は短期記憶しかできないので、人間のような知能をもつことはできません。しかし、2章で触れたイルカのように三百の言葉を駆使する動物がいますし、知能以外では人間には及びもつかない能力をもち備えた動物も数多く存在します。たとえば、鳥は翼で大空を自由に飛べますし、チーターはどんなスプリンターでもかなわない爆発的なスピードで大地を駆け巡ります。また、コウモリは目を使わず超音波を使って壁の向こうに何があるかを把握できるといいますから、その能力はまさに驚異的です。我々は動物から学ぶべき点が多々あります。

なかでも私が注目したいのは、京都大学で飼育されているチンパンジーのアイです。一九九九年の末に、アイの驚異的な知能についてのニュースが世間を賑わせましたから、御記憶の方も少なくないでしょう。

アイは人間でいえば五歳から七歳ぐらいまでの知能をもっていることがわかっています。それを証明する実験としては次のようなものが行われました。

まず、テレビの画面に、一は画面の右隅で、二は画面の中央といった具合に一から六ぐらいまでの数字を順番に表示します。一度表示された数字はすぐに消えてしまうので、どこにどの数字があったかは、きちんと記憶していないとわかりません。

アイはこの消えた数字の場所を、数字の若い方から正確に触れてゆくことができます。つまり数字の順番を理解しているということになります。

この実験からチンパンジーもいまの形態に留まっているというわけではなく、さらなる進化を遂げる力を秘めていることが考えられます。

もっとも、アイのケースは実験を通して人為的に「教育」されたものなので、自然発生的に人間のように言葉をペラペラと話すチンパンジーが出現する可能性は低いでしょう。ただいえるのは、どんな動物でも進化する可能性をもっているということです。その意味では、人間もあと何千万年後かには、現時点では考えられないような生物に変容しているかもしれません。

ただし、五～七歳の知能レベルとはいえ、チンパンジーには瞬間、瞬間の記憶力はあるものの、海馬に記憶をホールドして、それを意識化する能力はほとんどないといっていいでしょう。もちろん自分の家族を識別したりする多少の長期記憶はありますが、ほとんどが短期記憶によって突き動かされているものと考えられます。これはボケの患者さんと一緒です。つまり、ボケとは記憶レベルがチンパンジー程度になる現象です。逆にいえばチンパンジーとボケ患者の脳のレベルは極めて似ているということになります。したがって、チンパンジーの知能を研究すれば、人間のボケ治療が飛躍的にレベルアップするかもしれません。

4 ボケは数値で測定できる

ボケについていろいろと述べてきましたが、春山流のボケの考え方の中で三つの重要な要素をあげてみます。

1 ボケの原因は左脳の機能がダメになってしまうこと
2 ボケは海馬に記憶をホールドする長期記憶ができない状態
3 記憶の機能が損傷したため、人間としての意識がもてないために動物化する

ということになります。

ここで注目したいのは三番目です。老人ボケの方は夜になると騒いだり、街を徘徊したりする傾向があるのですが、その原因は動物化しているからに他なりません。

たとえばボケ患者さんが夜中に騒ぐのは、動物が夜を怖がるのと同じで、本能的に闇を嫌がっているからです。フクロウのように夜中に活動する動物のような生活パターンになっているとも考えられます。

また、ボケの患者さんは夜の睡眠のとき、たいてい眠りが浅いということがわかっています。その理由は動物のような行動をするおかげで、夜に敏感になりすぎて、なかなか寝

つけないのです。それゆえ、昼間、目は覚めているけれども、眠っているような脳波が出てしまいます。実際、昼間はウトウトと眠っているような表情のボケ患者さんが多いようです。

目が覚めているのに眠っている。一見、矛盾するようですが、睡眠障害の方の脳波を調べてみるとそういう現象が確かに存在しています。たとえば、いくら眠っても寝足りない過眠症の方の脳波を調べてみると、たとえ一日十二時間眠っていたとしても、眠りが浅いために昼間活動していてもずっと睡眠脳波が出ている状態になっています。本人がいくら意識があると思っていても脳波上は寝ているのですから、仕事で凡ミスを連発したり、大事な書類を電車の網棚に置き忘れたりといった行動をしがちです。

この睡眠脳波というのはθ《シータ》波と呼ばれる脳波です。

脳波には大きく分けて五種類あります。〈図表14〉に記しましたが、一つ一つ説明しますと、β《ベータ》波は闘争ホルモンが出ているときのように、目の前のことだけに考えが集中してしまい他のことはあまり考えられないときに出てきます。これに対して深い思考過程に入ったときに出てくるのがα《アルファ》波です。「α波を出してリラックスしよう」といった類いの本やテレビ番組などでご存じの方も多いでしょう。

図表14　脳波の分類

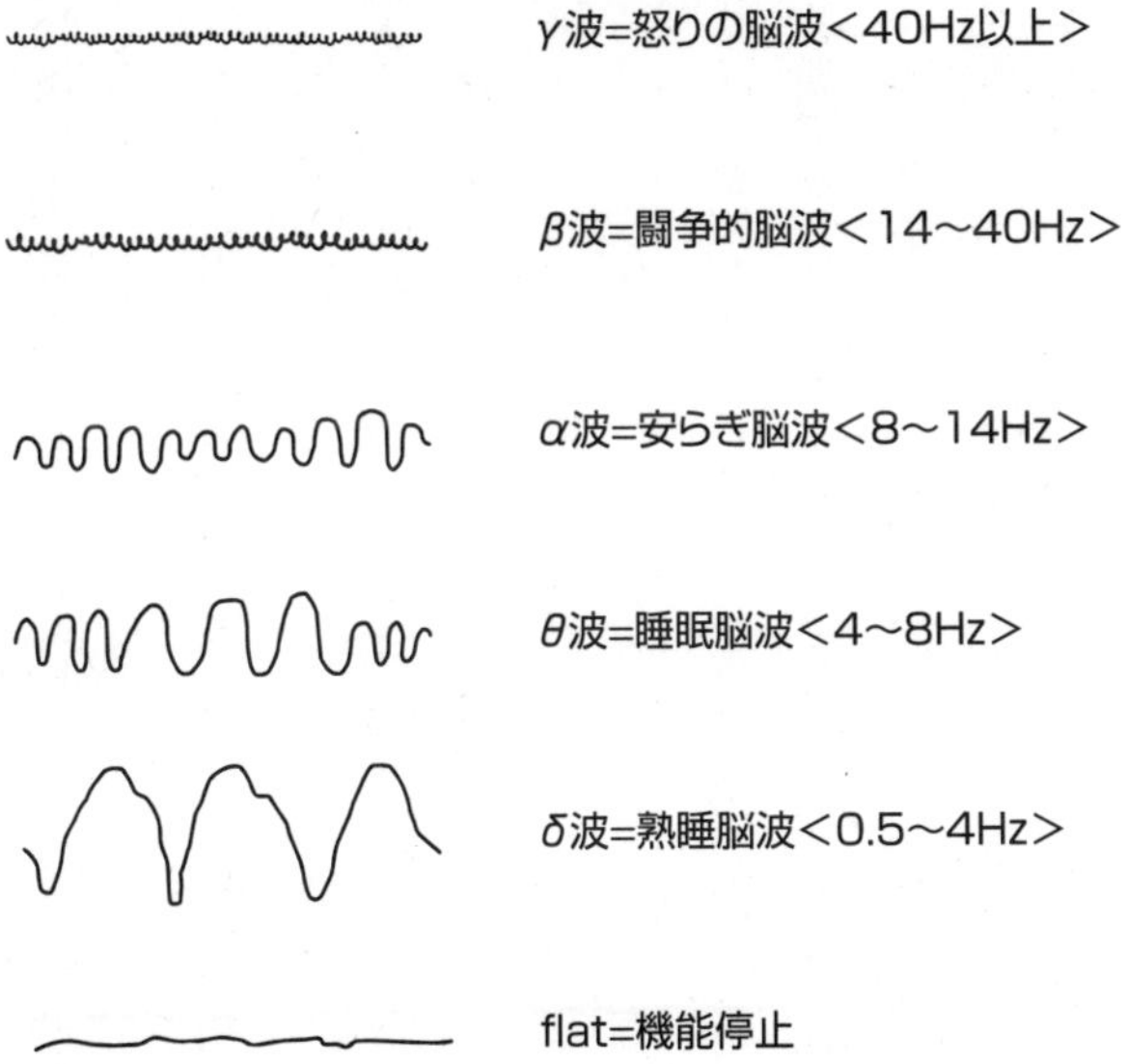

睡眠時に出る脳波はθ波とδ《デルタ》波です。θ波はウトウトとした眠りのとき、δ波は深い睡眠のときに出てきます。最後のγ《ガンマ》波は「怒髪天を突く」ような怒りで我を忘れたときに出てくる特殊な脳波です。

　通常ですと、好きな音楽を聞いたり、自然の中でリラックスしたり、また瞑想などをすることで、α波が脳波全体の五〇%以上を占めるようになります。一日に十分間でも二十分間でもいいからα波を出すようにすると、消耗しやすい左脳も安らぐことができます。

　しかし、ボケやボケ予備軍の方は

α波ではなく、睡眠脳波のθ波が多発してしまいます。このα波とθ波の対比から、大雑把ではありますが、次のような計算方法で「ボケ指数」を算出することができます。

「α波が脳波全体の四五％以下で、しかもα／θ≦一・五が当てはまるとボケ」

つまりα波の量とθ波の量が近づけば近づくほどボケになるということです。α／θが二以下だとかなりボケになる危険が高くなります。正常なのは三以上のときで、パワフルに日々の仕事をこなしていくような人はたいてい三以上を示しています。またα波の絶対値も五〇％以上を示します。

このように、現代ではボケを数値で測れるところまできています。定期検診などでこのボケ指数を取り入れれば、ボケ予備軍に予防を促すことができるはずです。脳を鍛えることでθ波の数値を抑えα波が出やすい状況を作ることができますから、ボケは決して予防できない病気ではないのです。

「きんさん、ぎんさん」の成田きんさんは、テレビに出るようになる前は、ついさっき話したことを忘れてしまったりといったボケのような症状があったといいます。しかし、百才を過ぎてから有名人になり、全国各地に出かけたり、いろいろな人と話す機会に恵まれたことで、急速にボケ的な症状が回復し、あのようなユーモラスな話ができるようになったそうです。これはきんさんが「自分が必要とされているのだ」と感じるようになったから起こった現象だと思われます。

高齢者はとかく疎外感を感じてしまうものです。年寄りだから無視されているなどという偏屈な思考をしてしまう人は多いでしょう。そうなるとどうしても自分の中にこもりがちになり、心を落ち着かせないβ波が出てくるようになります。睡眠中でもβ波が多く出るようになり、見た目には本人も周囲も眠っていると思っているのですが、脳波的には充分な睡眠脳波になっていません。するとだんだん眠りも浅く不眠のような症状になり、逆に昼間は見た目には覚醒しているように見えるのですが脳波的には睡眠脳波であるθ波ばかりが出るようになってしまいます。

誰だって何も考えずにボーッとしているとウトウトしてくるでしょう。これが毎日のように続けば、一日中ウトウトするようになるのは当たり前です。

このウトウト感を取り去るためには家族の協力が必要です。一緒にお茶を飲んで世間話したり、近所を散歩するだけでもいいのです。私たちが運転中に極度の眠気におそわれたときは大声を出したり、頬をつねったりしてもなかなか眠気はとれませんが、車を止めて数分間歩くだけで、ウソのように眠気は消失します。大腿筋には体重をかけて歩くだけで、β波を増す強い覚醒作用があるからです。家族が誠意をもって協力すれば、自分は大事にされていると感じるようになり、睡眠脳波もおのずと小さくなってきます。これこそがボケ治療の第一歩なのです。

5 鬱病もボケの一種

ボケは精神科の領域に入る疾患と書きましたが、実際にその症状を見てみるとボケと代表的な精神病である鬱病には共通点が多数あることがわかります。

まず鬱病の人は昼夜逆転の生活パターンになるケースが非常に多いのが特徴です。睡眠は基本的に左脳が行うものですから、これは左脳のリズムが崩れたり、機能が破損したりしたのが原因といえます。

左脳が壊れれば自意識がもてなくなり、人間はおのずと動物化します。若い人がそうなると鬱病になり、高齢者の多くはボケになるというわけです。ただし、老人性鬱病という病気もありますので一くくりではいえませんが、あくまでも傾向として考えてください。

いずれにせよ、鬱病になると、自分のことだけしか考えられなくなってしまいます。欲しいものがあると泣きわめく赤ちゃんと同じように、こと自分に関しては過剰なほどに神経質になるのに、他人のことには全く目が向きません。また、人間社会での暮らしに苦痛や怖さを感じるようになり、まるで野生の動物が人間を見かけたら逃げ出すかのように、人との触れ合いを避けるようになってしまいます。閉じこもりがちな毎日の中では、新しいことにチャレンジする目的意識ももてませんし、人とのコミュニケーションも図れません。

また、鬱病と並んで精神病の代表格とされる躁病も自分のことしか考えていない状態だといえます。この場合はふさぎ込むのではなく、逆にやたらと相手に干渉するようになります。本人は他人のために一生懸命にやっているつもりなのですが、首を突っ込まなくてもいいような問題に対して茶々を入れたりするものですから、決まりそうだった話がだいなしになったり、言い争いに発展したりと、あまりいいことはありません。

躁病の人の行動を一言で表せば「余計なおせっかい」です。いくら他人のためというお題目を唱えても、結局のところは全体のことを考えずに自分の主張を押し通しているだけです。この意味で躁病は鬱病以上にエゴイスティックな精神状態だともいえるでしょう。

人間は「人の間で生きる」から人間なのです。お互いの円滑なコミュニケーションがあってはじめて、ヒトという動物は人間になるのです。一人だけでふさぎ込んでいたり、逆に何が何でも自分を押し通そうとする場合も、どちらも人間としての本道から外れた生き方なのです。

にもかかわらず、若者たちを中心とする人々の考え方はまさに「唯我独尊」状態です。他人のことなど我関せず、自分だけがよければそれでいいという風潮は、時代が鬱になっているとしか言い様がありません。

これを証明するのが一部の若者たちの幼児化です。いまの若者の一部には意図的に幼児語を使ってみたり、子供のようなわがまま三昧の生活を送ってみたりという傾向がありま す。これがどんどん進行していけば赤ちゃんや動物のような考え方や振る舞いをするようになり、鬱病となってしまいます。

実際、若者の間で鬱病の患者さんが急速に増えています。精神的に病んだ人による事件が多発しているので、読者の方々も薄々実感されているとは思いますが、医療の現場に立っていると、みなさんの想像以上に猛烈な勢いで世の中に鬱病が蔓延しているのがよくわかります。

この鬱病には見た目にははっきりそれだとわからない仮面鬱病という症状があります。この病気になると、過剰な呼吸によって起きる過呼吸症候群や、異常発汗、食欲不振といった身体的な症状が見られるのに、現代医学的な諸検査では、体そのものにはどこにも悪いところがありません。それもそのはずで、実は鬱の状態が体に悪影響を及ぼしているのです。見た目では判断できないので「仮面」をかぶった鬱病だ、というわけです。心の病気であるのに、心の面に表れないで体の症状として表出されるのです。心の病気が隠されてしまうので「仮面」という言葉が使われているのです。

こうした仮面鬱病などの心が原因の体の病は、薬だけでは治療できません。根本の心を癒さないとなんの解決にもならないのです。そこで、全国各地の病院では、心療内科という新しい医療機関を設置し、病の解決に取り組む体制が徐々に整備され始めています。

しかし、何度もいうように、病気になってからでは遅いのです。

鬱病がなぜ起こるかというと、その大きな原因に心の中に巣食う不安があります。なるほど、いまの不安定な世の中はどうしても人の心に不安を与えてしまいがちですから、こうした病気が増えるのももっともです。これを治すためには、周りの人がいかに患者さんに温かく接するかということにつきます。とにもかくにも安心を与えるのが完治への第一歩ですし、またかなりの確率で予防することができます。

鬱病は必ず完治します。薬ばかりを与えて無理矢理治すという医者もいるようですが、それでは再発の可能性が高くなってしまいます。どんな病気にもいえることですが、根本の原因を断ち切らないと、治療したとはいえないのです。

6 ボケ、鬱病予防のための五つの方法

脳の中の物質と体の中の物質は常にリンクしています。脳が安らぎを感じていると、基本的に体も活性化しますし、体が活き活きとしていれば、脳も安心します。

たとえば、腸の中にある神経伝達物質であるセロトニン系は、腸の動きを活性化し消化や排便を促すなどの効果があります。これが脳の本能的な感情のコントロールの部分をよく刺激してくれると、ゆったりとした気持ちになり、快適な睡眠を約束してくれます。セロトニン系が多く分泌されれば、人間は安心できますし、逆にセロトニン系が少ないと、感情が高ぶったり、不安な気持ちになったりしてよく眠ることができません。

睡眠障害はボケや鬱病の患者さんによく見られる症状ですが、その原因の一つとしてセ

ロトニン系があまりよく出ていないことがあげられます。だからといって、セロトニン系の作用によく似た薬を腸に入れれば、ボケや鬱病が治るというわけではありません。何度もいいますが、未病の医学の精神にのっとって、根本的に原因を断ち切らなければ再発する可能性は極めて高いのです。

こうした睡眠障害が出るときは、脳が「ボケや鬱病になってしまうよ」と危険信号を発しているという見方もできます。睡眠はとっているのになぜか眠気が抜けないとか、眠りが浅くて寝た気がしないなどというのは、セロトニン系が少なくなるなどして、脳が「不安」の信号を受け取っている以外の何物でもありません。放っておけば脳の機能も正常から遠ざかり、ますますボケや鬱病になる可能性が高くなってしまいます。

そんなとき、私は次のような五つの方法で予防すればいいと考えています〈図表15〉。すでにボケや鬱病を発症した方に、効果大です。どうぞお試しください。

1〈正しい食生活を送る〉

脳内モルヒネにしろ、セロトニン系にしろ、脳の中での働きはすべて何らかの物質によってなされています。食事によって体にいい物質を取り込めば、それだけ脳の中にもいい物質が出てくるというわけです。薬の服用はその擬似品を入れているわけです。

現在、日本人の大多数は欧米型の高カロリーの食生活が中心になっています。これだと体に脂肪をためてしまい、脳の血管を目詰まりさせる原因となります。「健脳食」としておすすめするのは、やはり低脂肪・高タンパクの食事です。できるだけ脂肪の多い動物性食品の食事を控え、豆腐、納豆、湯葉、がんもどきといった大豆製品を多用した精進料理主体のメニューに変えることです。セロトニン系の素になるトリプトファンという栄養素は、大豆や豆腐などに多く含まれていますから、栄養学的にも精進料理の長所は証明されています。

2〈筋肉を鍛える〉

人間の本能的な部分を司る爬虫類脳は筋肉を使うことで刺激されます。といっても、過激な運動は体に活性酸素を大量に発生させるため、かえってよくありません。ゆったりとしたリズムで体を動かすことを心がけてください。

『脳内革命2』で触れたようなストレッチ法でもいいのですが、面倒だという方は、一日三十分くらいの散歩をおすすめします。ウォーキングすることで足腰の筋肉が刺激されれば、おのずと脳が活性化します。

実際、アメリカのイリノイ大学のアーサー・クレーマー教授が科学雑誌『Nature』に論文を発表し、三十分のウォーキングが脳の老化を防止すると発表しています。この論文は六十〜七十五歳の二十四人を対象とした「有酸素運動」の一つである散歩の効果調査と銘打たれています。運動には有酸素と無酸素の二種類があり、ウォーキングは有酸素運動、テニスなどの激しい運動は無酸素運動になります。

実は無酸素運動では、体内の脂肪をなかなか消費できません。普通、筋肉は炭水化物をタネ火のように燃焼させてから、体内脂肪を使おうとするのですが、無酸素運動では最初の段階の炭水化物しか消費されないのです。一方、有酸素運動ならば炭水化物も脂肪もきれいに消費できます。ただし、有酸素運動でもだいたい十分間は炭水化物が主として燃焼されるので、脂肪がよく消費されるようにするためには、さらに有酸素運動を少なくとも二十分間ぐらいは続けたいものです。

3〈五感を刺激する〉

五感を使うことで活性化するのは犬猫脳です。音楽を聞いたり、絵を見ることでダイレクトに刺激するのもいいのですが、もっとも効率的なのは趣味をもつことです。概して、ボケる方は趣味をもっていない方が多いようです。犬猫脳のパワーが落ちると鬱病になります。

ただし、一つの趣味だけに固執するのはいけません。やはり、ある一定の趣味の世界に閉じこもってしまうのでは元も子もありません。なるべく多くの趣味をもって、いろいろなことに目を向けるのが大切です。

4〈瞑想する〉

瞑想については次章で詳しく述べますが、瞑想の第一歩である「抽象的なことを考える」ことについて少し説明しましょう。

抽象的なこととは、いま現在体験していないのに、あたかも体験しているかのようにイメージすることです。お湯に触れないままにその温かさを感じとったり、赤い色を見ないで赤を想像したり、未来の楽しいことを夢として描いたりするのもいいでしょう。これをすると人間脳が鍛えられます。

これまでに、盛んに瞑想がいいといってきました。なかには瞑想なんて難しそうででき

図表15　ボケ、鬱病予防のための五つの方法

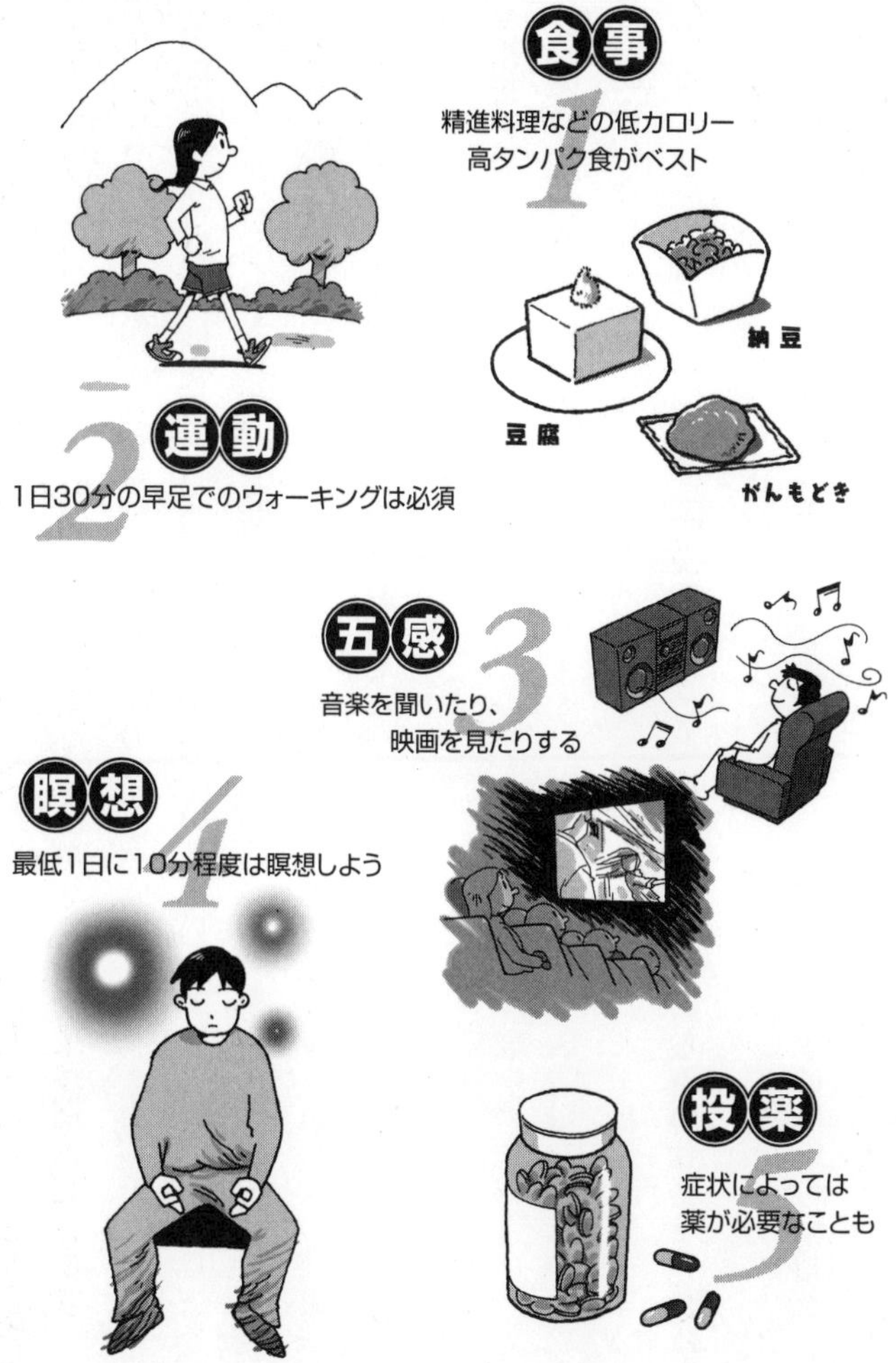
食事
1
精進料理などの低カロリー
高タンパク食がベスト
納豆
豆腐
がんもどき
運動
2
1日30分の早足でのウォーキングは必須
五感
3
音楽を聞いたり、
映画を見たりする
瞑想
4
最低1日に10分程度は瞑想しよう
投薬
5
症状によっては
薬が必要なことも

ないと思った方もいらっしゃるでしょうが、私が提唱する自律瞑想法はこの抽象的なイメージ力を用いるだけなので、一日十～二十分もやればかなりの効果が期待できますし、道具も何もいりませんから、ほとんど手間がかかりません。

この自律瞑想法が発展すると、おのずと宇宙について思いを馳せるようになります。このとき前頭前野が刺激されて、人間は新たなステージに立てるようになるのです。

しかも、瞑想は心の病だけでなく、体そのものも活性化させます。新時代の健康法として必ずや瞑光を浴びるに違いありません。

5〈投薬する〉

これはあくまでも、重症の場合に限られます。たとえば、鬱病の方はなかなか眠れないがために発作を起こしてしまうことがあります。最悪のケースだと、自殺してしまうこともありますから、精神安定剤などを投薬することで、気持ちを落ち着かせるきっかけを作ってあげなければなりません。

もっとも薬はあくまでも援護射撃です。医師は薬がクセにならない程度の投薬を心がけなければなりません。

7 ボケ、鬱病の症例

●症例Ⅰ（老人性痴呆症・脳血管障害、高脂血症）

K・Oさん（六十六歳、女性）

脳波データ（α波＝三九％、θ波＝二七％、α／θ＝一・四四）

身体データ（身長一五三センチ、体重四九・一キロ、脂肪率二二・三％、インピーダンス四三二Ω）[※1] [※2]

この患者さんは六十四歳ごろまでは少し物忘れが目立つくらいで、それほどの異常は見られなかったそうです。一年ほど前から買い物に出かけると、疲労感が強くなり、動悸を覚えるようになって、大きな病院でいろいろ検査を受けたそうです。そこで心臓弁膜症だが治療が必要なほどの症状ではないといわれたそうですが、本人の疲労感や動悸は日ごとに強くなり、不安感のため不眠が続いたそうです。そのうちに物忘れが極端になり、買い物に出かけるとバッグや財布を忘れてきたり、五分前の会話も思い出せなくなったりと、症状は悪化の一途を辿り、息子さんとともに来院、受診されました。

血液データでは高コレステロール血症で、総コレステロール値は二四九㎎／dlと高値でした。脳のCT（コンピュータ断層撮影）およびMRI（磁気共鳴画像）の検査では脳血管の小梗塞が多数見られました。心電図の負荷試験では狭心症タイプを示し、脳波測定ではα波は三九％と低値であり、α／θは一・四四とかなり悪化していました。α波が四五％以下でα／θが一・五以下の場合は、ボケ指数としては痴呆を示します。

この患者さんは、脳血管障害性の痴呆症と診断し、ウエルネス療法（脳内革命療法）のために入院治療を開始し、食事療法、運動療法、五感刺激療法および自律訓練法を毎日繰り返しやっていただきました。

脳の活動はすべて何らかの物質によって行われていますから、食事によって体にいい物質を取り込めば、それだけ脳の中にもいい物質が出てきます。ですから、正しい食生活は非常に大切になります。しかし、欧米型の食事では体に脂肪をためてしまい、脳の血管を目詰まりさせる原因となり、ボケや鬱病の発症率を高めてしまいます。おすすめの食事は低脂肪・高タンパクのメニューです。なかでも日本古来の料理は六大栄養素のバランスが良いですし、脳の活性物質であるアミノ酸を豊富に含むため脳をほどよく刺激して活性化します。何度もいうようですが、豆腐、納豆、湯葉、がんもどきといった精進料理主体のメニューは理想的です。

運動療法は、ゆっくり体を動かす有酸素運動をおすすめしています。運動により筋肉を使いますと爬虫類脳を刺激します。ボケや鬱病は人間脳や五感脳が働かなくなる状態のことですから、これらの病気により原始的な爬虫類脳は一見関係なさそうですが、脳の一部だけを刺激するよりは、他の部分の機能も高めることによって大きな効果が望めます。

また、五感を刺激するというのは、犬猫脳である五感脳を刺激するという意味合いがあります。好きな映画を見たり、心地よい音楽を聞いたりすれば、犬猫脳によい効果を与えることになります。そのためには、趣味をもつことです。ガーデニングなら緑のレイアウトを考えることで、視覚が刺激され、花や木々の香りで嗅覚が鍛えられるなど、大きな相乗効果が得られます。ただし、一つの趣味だけでは限界があるので、なるべく多くの趣味をもつようにしたいところです。そうすればさまざまな五感が刺激され、より効率的に五感脳である犬猫脳が活性化します。

瞑想に関しては抽象的なもの、特に楽しいことを想像するのがいいでしょう。いきなり楽しいことを想像しなさいといっても集中できないと思いますので、自律訓練法で抽象的な事柄を想像する集中力を養う方法から瞑想に入ってゆく自律瞑想法をおすすめします。

この患者さんは、毎日ウエルネス施設でトレーニングを続けた結果、一ヶ月後には胸部不快感や倦怠感は全く消失し、不安感や不眠もなくなり、記憶力も改善しました。たまの外出でも持ち物を紛失することがなくなりました。脳波測定でも、α波四五%、θ波二三%となり、α／θは一・九六と著明に改善しました。退院時には同じ病棟に入院中のご自分より症状の悪い患者さんたちの世話を焼くほどまでにボランティア精神が芽生えてきました。これは、人間脳がパワフルにならないと見られない現象です。事実、退院時のα波は五二%と、五〇%を超え、θ波は二一%まで低下し、α／θも二・四八と満足のゆく数値まで改善しました。退院後六ヶ月の最近ではまるで別人のような生き生きした日常生活を送っています。

●症例Ⅱ（老人性痴呆症・パーキンソン病、鬱病）

E・Oさん（五十八歳、女性）

脳波データ（α波＝四〇%、θ波＝二七%、α／θ＝一・四八）

身体データ（身長一五四センチ、体重五〇・八キロ、脂肪率二三・六%、インピー

ダンス四四二Ω）

半年前までは全く普通の会社の事務員であった彼女が不眠、不安になったきっかけは会社がIT革命の流れに沿って、社員一人一人にパソコンを導入する方針を決めたことが原因と思われました。それ以来、日常的な頭痛や目の前に黒い斑点がとぶ飛蚊症が発症していました。大きな病院の、脳外科や眼科で精密検査を受けましたが、著変なしといわれたそうです。そのうち、道で転倒したり、日常の動作の緩慢さが目立つようになって、専門医よりパーキンソン病と診断されたそうです。不安が増し、不眠が続き、会社での仕事でも凡ミスが目立ち始め、記憶力の低下を家族に指摘され当院を受診されました。最近では会社へもほとんど出社していなかったそうです。買い物もできなくなり、一日中自室で寝ていることも多く、家族にしきりに「死にたい」を連呼していたそうです。

血液検査では異常が認められませんでした。脳CT、脳MRI、脳波検査より前記診断にて入院加療を開始しました。入院時は極端に記憶力が低下し、自室や自分の履物も間違うほどで、私との問診でもほとんど会話にならず、ただ単に単語の羅列を繰り返すのみで、それから意味を推測する有り様でした。脳波測定でも、α波四〇%と低値で、θ波は二七％と高値を示し、α／θも一・四八と一・五の限界値を下回り、痴呆の状態でした。ウエルネス施設でのトレーニングも自力ではほとんど行えないので、職員が付きっきりの状態だったのですが、職員の指示には素直に従ってくれました。

開始後一ヶ月半くらいから、不安や不眠が改善し、かなり積極的にウエルネスに取り組んでくれるようになり、手ごたえを感じました。トレーニング中に笑顔を見せてくれることも多くなり、三ヶ月目には、病院外への散歩も朝一回から、一日二回の散歩も珍しくなくなり、会話も充分できるようになって、記憶力も顕著な改善を示しました。運動能力は、パーキンソン病のため劣っていましたが、自律訓練は積極的に取り組んでくれたため、治療効果が上がったと思われます。三ヶ月目の脳波はα波五一％、θ波二二％となり、α／θも二・三二まで改善しましたし、退院後は軽減勤務で元気に出勤できるまでに改善しています。この患者さんは、いままで使ったことのないコンピュータ導入をきっかけに、不安感や不眠が始まり、パニック症候群をきたしたと思われます。

私たち人間は視覚、聴覚、触覚、嗅覚など、いわゆる五感によって身の回りの情報をキャッチし、有害なものや危険な状況はないかを常に脳によってチェックしています。五感による外界の様々な情報を認知、統合、判断して指令する中枢は人間脳である大脳新皮質であり、ここは脳の中心的な役割を担っているところです。大脳の下には脳幹があり、その脳幹の一部に「橋《きょう》」という部位があり、ここには呼吸困難、心臓がドキドキする、冷や汗が出る、めまいなどの自律神経発作を起こす中枢である「青斑核」という神経細胞集団が存在しています。その青斑核の神経細胞からは、ノルアドレナリンという興奮性の神経伝達物質で作動する神経繊維が出て、犬猫脳（五感脳）や人間脳のすみずみまで達する「青斑核ノルアドレナリン系」と呼ばれる神経経路を作っています。

この経路は私たちが生存するために必要な感覚情報を取捨選択する神経回路ですが、ひとたび生存によって有害で危険な情報を察知すると、逃走や戦いに向かわせます。その源になる青斑核という神経細胞集団は、不安・恐怖を起こす中心的な部位といわれています。この部位は私たち人間が自分自身を外敵から守って生きてゆくためには重要な構造なのです。

ネコを使った実験で、大きな音やイヌで脅しますと、この青斑核神経細胞が興奮して電気活動が活発になるという実験結果が出ました。また反対に、青斑核を破壊されたネコは脅しても、ほとんど不安や恐怖の反応を示さなくなります。ネコが危険から身を守るためには、必要な神経細胞集団なのです。しかし、この反応が過剰になりますとパニック兆候を示します。

パニック症候群は、これまで百人に約三人の割合で見られる病気とされてきましたが、ここ数年はストレスの増加と共に増加傾向にあります。その中心的な症状はパニック発作です。パニック発作とは、ある限定した時間内に激しい恐怖感や不安感とともに、次に示すような症状のうち四つ以上が突然出現し、しかも十分以内にピークに達する状態です。

・動悸がする
・冷や汗を認める
・手足の震え
・呼吸が速く、息苦しい
・息がつまる感じ
・腹部の症状、吐き気
・めまい、ふらつき、頭が軽くなる
・自分が自分でない非現実感
・常軌を逸して狂うという感じがする
・死ぬのではないかという恐怖感

・全身のシビレやうずき
・寒けまたは、ほてり
このような発作が引き金で、この患者さんはパーキンソン病、鬱病から痴呆症状を示しましたが、幸いウエルネス治療に反応して現実社会への復帰を果たしてくれました。

●症例Ⅲ（老人性痴呆症・アルツハイマー病、狭心症）
F・Sさん（七十三歳、女性）
脳波データ（α波＝四五％、θ波＝二五％、α／θ＝一・八）
身体データ（身長一五一センチ、体重四二・一キロ、脂肪率一九・二％、インピーダンス四九九Ω）

この女性は東京都内で一年前まで普通に生活をしていたのですが、高齢となり、身近に肉親が住んでいる方が安心だと考えて、横浜の長女の家の近くにご主人と引っ越してきました。それまでは、近くに大きな公園があり、友達とよくウォーキングに励んでいたのですが、引っ越してからは友達がいなくなり、ウォーキングをまったくしなくなってしまったそうです。その結果、結婚以来あまり相性の良くないご主人と朝から晩まで顔をつきあわせていることが多くなり、それがストレスとなり、数回の心臓発作を繰り返し、短期間の入院をしたそうです。特に発作時は動悸と胸痛が激しく、死の恐怖を覚えたといいます。

このようなストレスが重なったころから、ご主人との口論も多くなり、ときにはご主人の暴力などが原因となって、激しく取り乱したり人事不省となることがひんぱんにあったといいます。さらに、前後の記憶を保てなくなり、銀行でお金をおろしてバッグの中にしまった後に全くその事実を忘れてしまい、お金を取られたと銀行内で大騒ぎをするなど、あらぬことを口走るようになったため、途方にくれた長女が『脳内革命』に思い当たり、診察にいらっしゃいました。

脳波測定ではα波は四五％と少し低値で、θ波は二五％と高値でした。α／θも一・八と痴呆症の症状でした。脳ＭＲＩ検査では脳実質の萎縮も認められ、特に海馬領域の萎縮が顕著で、アルツハイマー病と診断しました。

痴呆症の原因疾患は、主として二つあり、一つは脳血管性痴呆症であり、もう一つはアルツハイマー病です。この二つで痴呆症の約八〇％を占めます。この二つの疾患にはそれぞれ特色が見られます。脳血管性痴呆症は好発年齢は五十歳代の男性で、脳卒中や脳虚血発作を契機として発病します。病状は段階的に進みますが、記銘力はそれほど低下せず、痴呆症は重症化しない例が多いのです。しかし、シビレ、疼痛、マヒや筋力の低下などの身体症状は初期から少しずつ見られます。

それに引き換えて、アルツハイマー病の好発年齢は七十歳代の女性です。いつとはなしに徐々に病状は進行し、記銘力は低下し、重症化もします。身体症状は無い例がほとんどです。この女性の場合もこうした症例と思われます。幸いにもウエルネス療法が奏効し、記銘力も徐々に回復し、良眠できるようになり、二ケ月後の脳波測定ではα波五二%、θ波二一%となり、α／θは入院時の一・八から二・五近くまで著明に改善しました。今後更なる改善が見込まれます。

●症例Ⅳ（老人性痴呆症・アルツハイマー病、高脂血症）

M・Sさん（八十歳、女性）

脳波データ（α波＝四三%、θ波＝二七%、α／θ＝一・五九）

身体データ（身長一五三センチ、体重四一・五キロ、脂肪率一六・六%、中性脂肪二八五mg／dl）

この女性は、一人娘と地方都市でごく普通に生活していましたが、徐々に記銘力の低下に見舞われ、ご自分がいまどこにいるのかわからなくなってしまったり、親類の家に泊まったときに自宅と間違っていろいろな部屋や押入れを次々と開けて騒動を起こしてしまったそうです。そのほかにも、他人の家に上がり込み、押し入れからモノをひっぱり出し持ち帰ろうとしたそうです。その時、偶然見つけたその家のご主人が制止したにも拘らず、ちゃんと自分の靴を履いて、帰宅してしまったといいます。

この患者さんの場合、瞬間的な会話はわかるのですが、五分、十分前のことは記憶としてつながりませんでした。脳ＭＲＩや脳波測定によりアルツハイマー病と診断し、入院加療としましたが、入院当日に病院から脱走してしまい、警察のお世話になる有り様でした。そうした状態ですから、一人ではウエルネス施設や食堂にも行けず、家族も泊まり込んで付き添うことになったのですが、ちょっと目を離すと自分の部屋からナース・ステーションに電話を入れては、地方都市の娘さんが勤めている市役所にかけていると思い込んだままに話をしていました。それでも、人が身近にいると落ち着きを見せていました。一人になると非常に不安になってしまうのです。スタッフをつかまえては誰かまわず、娘さんと思い込んでいたようです。それでもなんとかウエルネスを続けさせたのですが、もっとも大切な自律訓練法がほとんど実行できなかったため、脳波の改善もままなりませんでした。

しかし、根気よく一ヶ月にわたってトレーニングを続けた結果、臨床的に少しずつ改善の兆候が見られるようになり、一人で食堂やウエルネスに通うことができるまでになりました。脳波もα波が入院時の四三％から四九％まで増加し、θ波は入院時の二七％から二一％まで低下しました。α／θも入院時の一・五九という低値から二・三三と、二以上を示すまでになり、本人も入院時は毎日が夢うつつであったと告白するようになり、入院後も二〜三回みられた行方不明騒ぎなども起こさなくなり、夜間も良眠できるようになってきています。入院時の中性脂肪値は二八五mg／dlあったものが、一〇二mg／dlと著明に改善しました。現在も入院加療中です。

これほどの痴呆症になると、さすがになかなか治療成績が上がらないものですが、このように改善を示す場合もあり、その分岐点がどこにあるか不明ですが、家族の協力が重要な要素のような気がしています。

※1 脂肪率…体重に対して脂肪がどれだけあるかを示したものです。％で表されます。
男性：一四〜二三％（適正） 二五〜三〇％（軽度の肥満） 三〇〜三五％（肥満）三五％以上（極度の肥満）
女性：一七〜二七％（適正） 三〇〜三五％（軽度の肥満） 三五〜四〇％（肥満）四〇％以上（極度の肥満）

※2 インピーダンス…身体がもっている電気抵抗のことで、電流を通しやすい筋肉量が増えると、この値は下がっていきます。

第3章の要約

●高齢者の心のケアにおいて、なかでも深刻なのが老人ボケ（老人性痴呆症）。現在、六十五歳以上の七〜八%が介護しなければならないほどのボケを病んでおり、これに潜在的なボケ患者さんを加えると、その数は一五%にも達する。

●ボケとは脳の血流が悪くなるなどして人間脳（大脳新皮質）の力がガクンと落ち、基本的に人間脳の下層にある犬猫脳以下しか機能しない状態。

●左脳のパワーが落ちるとボケやすくなる。また、損得ばかりを気にして自分本位な行動をとっていると、左脳ばかりを酷使することになるため、ボケる確率は非常に高くなる。

●意識とは記憶の連結。左脳の中にある個体としての記憶はもちろん、右脳の中にある先祖の記憶の中で必要だと思われるものは海馬にホールドされる。

●記憶を保存する海馬にどんな記憶をホールドし、どのように関連づけるかによって人間の意識の方向性は決定づけられる。ボケの患者さんは海馬にうまく記憶をホールドできない。

●β—エンドルフィンなどのいわゆる脳内モルヒネは、脳をゆったりさせる作用があるため、脳がリラックスして記憶もどんどん海馬にホールドされる。そのため、ボケの予防や治療にはこうした脳内モルヒネのさらなる研究が必要になってくる。

●記憶には大きく分けて長期記憶と短期記憶の二種類がある。長期記憶は海馬にホールドできる記憶で、短期記憶はすぐに忘れてしまうような記憶である。

●ボケを考える上で三つの重要な要素は次のとおり。
1 ボケの原因は左脳の機能がダメになってしまうこと。
2 ボケは海馬に記憶をホールドする長期記憶ができない状態。

3 記憶の機能が損傷しているため、人間としての意識がもてないので動物化する。

●ボケやボケ予備軍の方はα波ではなく、睡眠脳波のθ波が多発する。

●「ボケ指数」を算出する数式は次のとおり。
「α波が脳波全体の四五%以下で、しかもα／θ≦一・五が当てはまるとボケ」

●ボケと代表的な精神病である鬱病には共通点が多い。

●見た目にははっきりそれだとわからない仮面鬱病というものもある。

●睡眠障害が出るときは、脳が「ボケや鬱病になってしまう」と危険信号を発しているという見方もできる。

●ボケや鬱病を予防する五つの方法。
【正しい食生活を送る】
【筋肉を鍛える】
【五感を刺激する】
【瞑想する】
【投薬する】

第4章

瞑想が心の病を解決する

1 癒しを得るために瞑想を

これまでの『脳内革命』シリーズで、私は健康のために必要なのは「食事、運動、五感の刺激、瞑想」だと書いてきました。特に『脳内革命2』ではこの四つの要素の実践方法について詳しくのべましたが、どちらかというと五感の刺激と運動と食事に重きを置いた構成となっています。

だからといって、決して瞑想を軽んじていたわけではありません。瞑想を深く語るには時代がまだ、早すぎると感じていたのです。

実際、瞑想といわれてもあまりピンとこない方が多いのではないでしょうか。たとえば、適度な運動をするとか、体にいいものを食べることで健康が維持できるというのは誰でも容易に実感できることかもしれませんが、瞑想と健康が深い関わりをもっているといわれても、その関係性はちょっとわかりにくいかもしれません。

前著でも触れたとおり、瞑想の基本的な効用は、脳内モルヒネやα波が出やすい状態が作れるという点にあります。これにより脳が活性化し、脳の状態がダイレクトに表れ、体にもいい影響を及ぼす、というのが瞑想の効用の簡単な流れです。

実は、こうした体への効果は瞑想の効用のほんの一部に過ぎません。瞑想の最大の効果は心の癒しなのです。

しかし、心と瞑想の関係について説明するには、「宇宙」をはじめとする非常に不可思議な現象についてまで言及しなければならないので、読者がこれについてこれるかな、という不安がありました。ともすると、オカルト扱いされる恐れもありますし、これまでは軽く触れる程度に留めていたわけです。

そんな折、瞑想についての説明をしやすくするある一つの時代の流れがありました。それはWHOが「スピリチュアル・ヘルス（霊的健康）」という概念を取り入れたという事実です。

スピリチュアル・ヘルスの内容についてはP27でご説明したとおりです。現在、WHOではこの霊的健康について深く研究するために、キリスト教はもとより、仏教、イスラム教、ユダヤ教、ヒンズー教など、ありとあらゆる宗教を研究しているといいます。

なぜここで宗教が出てくるかというと、人間の普遍的な「霊性」については、世界各地の宗教が、それこそ何千年も前から取り組んできたテーマですし、欧米文化を語るにはキリスト教の影響を忘れてはならないように、多くの文化や人々の考えの根底には宗教がからんでいるからにほかなりません。

その研究の中で、WHOは霊性を次のように定義づけました。

「霊性とは自然界に物質的に存在するものではなく、人間の心にわき起こった観念（とりわけ気高い観念）の領域に属するものである」

私はこれを知ったとき、これで瞑想のことを詳しく述べてもいい時代になったのではないかと思いました。あえて、この定義に難癖をつけるならば、霊性を物質でないととらえている点です。医学の世界ではEBM（Evidence Based Medicine）という考え方があります。簡単にいえば、物質として説明できないものは、大衆には説明できないという意味です。たとえば、ある薬にいくら驚くべき効果があったとしても、どんな物質がどんな作用をすることでそのような効果が出てくるかがわからないと、人々は不安がって薬を受け入れてくれませんし、副作用の恐れもあります。

おそらく、霊的健康も物質的な説明ができないと、大衆は理解できないでしょう。その意味ではWHOの定義は説得力に欠けているといえます。

しかし、私は霊的健康や瞑想も物質としての説明は可能だと解釈しています。

前述のように、物質を突き詰めればエネルギーの集合体に過ぎません。一方、心の中も、何か考えると脳内モルヒネなどの物質が脳の中に出るといった現象からわかるように、何らかのエネルギーの流れがあります。つまり、心や想いも物質であるということができるのです。

こうして考えていくと、当然、霊性や瞑想も物質で説明ができることになります。もちろん、もっと科学レベルが向上しないとなかなか上手な説明はできないでしょうが、何年後、あるいは何十年後かには、決して不可能なことではありません。

いずれにせよ、解釈に若干の違いはあれど、スピリチュアル・ヘルスの登場により瞑想について深く語れる時代の準備は整ったということができます。

フィジカル・ヘルス〈身体的健康〉、メンタル（エモーショナル）・ヘルス〈精神的（情感的）健康〉、ソーシャル・ヘルス〈社会的健康〉の三つの健康を得るには、そのすべてに関わるスピリチュアル・ヘルスの安定を保つのが第一条件です。この存在に人類が気づいたということは、大きな進歩です。

いまのところ、ＷＨＯはスピリチュアル・ヘルスの定義をしている段階のようですが、私は時代を先取りして、スピリチュアル・ヘルスをもっとも手っ取り早く高める方法、つまり瞑想について言及しています。このままのペースで時代が進めば、ＷＨＯなどの機関が瞑想の効用について認める日も近いかもしれません。

2 瞑想とは遺伝子との対話

瞑想と一口にいっても、そのスタイルは多種多様です。

みなさんが一番想像しやすいのはお坊さんの座禅でしょう。

これは頭を空っぽにすることでより深い思索に入る「黙想法」とよばれる瞑想で、ある程度、熟練していないとやり遂げるのは難しいものです。見よう見真似で真似たとしても、余計なストレスがかかるばかりで、あまりいいことはありません。

また、太極拳やヨガも瞑想だということができます。

筋肉を動かすと、筋肉の動きに反応しやすい筋肉脳が活性化します。激しく動かしてしまうとノルアドレナリンなどのアクセル系の脳内麻薬が出てきて目先のことにしか集中できなくなってしまいますので、瞑想をするためにはゆっくりと筋肉を動かして、じわじわと脳のパワーを上げていかなければなりません。

すると、次第に爬虫類脳を覆っている犬猫脳のパワーも上がってきます。左右の脳をつなげる脳梁は犬猫脳の中にありますから、左脳と右脳の「対話」が盛んになります。こうなると、普段、左脳のパワーに押されがちな右脳も活発に活動を始める準備ができるというわけです。

こうした効果を発揮するためには太極拳やヨガのリズムはまさにピッタリです。ただし、ヨガも熟練してくると、ある種の苦行の領域に達します。

基本的にいわゆる苦行は徹底的に激しく体を痛めつけます。一見、ドーパミンなどのアクセル系、闘争系の脳内麻薬が出るようにも思えますが、ヨガのようにゆったりしたリズムで複雑な動きをすると、脳の中からβ—エンドルフィンなどアクセル系ではない快感ホルモンが出てきます。比率としては痛みが五〇%、快感が五〇%といったところです。体を痛めつけると気持ちいいのは、思いっきり背伸びした後、スッキリした気分になるのと一緒だと考えるとわかりやすいでしょう。

この動きを繰り返し、繰り返し重ねていくと、気分がハイになってきます。この状態はブレーキ系脳内麻薬が抑えられている状態なので、深い思索が可能になるというわけです。

ヒクソン・グレーシーという四百戦以上無敗を誇る柔術家は、試合前にヨガを行うことで、精神を集中させるそうです。普通、格闘技では目の前のことに集中するためにドーパミンが大量に放出されます。ところが、彼の場合は、ブレーキ系脳内麻薬の働きを止めたより高いレベルで、つまり非アクセル系麻薬での思考で試合に臨むことになりますから、ドーパミン全開で向かってくる相手の動きなど、スローモーションのビデオを見ているかのように映ることになります。

また、彼は「相手の動きの何十手も先を読んで闘っている」といいます。つまり、相手を倒してやるという気持ちだけでなく、試合の全体をイメージしているということになります。全体のことを考えるのは右脳の得意分野ですから、ヨガなどの瞑想は右脳のパワーを高める効果があるのだということができます。

もちろん、このような運動にはある程度のトレーニングが必要になってきますし、ボケなどの予防や治療にここまで激しい運動は必要ないでしょう。私が推奨する自律瞑想法は誰でも気軽にできるような仕組みになっています。やり方はこの章の最後でご説明しますが、瞑想の入門としては最適の方法です。

自律瞑想法を繰り返すことで、思考レベルも段々と高いものになっていきます。やがて、誰もがおのずと宇宙というものを意識するようになるはずです。

目先にこだわる左脳思考をやめ、右脳特有の全体を考える思考の影響を受けるようになると、自分の身の回りのことから、次第に家族や会社のことなどに思いを馳せるようになり、それが発展すると、日本、世界、人類といった壮大なテーマに思索が巡るようになります。そして、最終的にはこの世のすべてを包む宇宙について考えるようになるというわけです。

人類はもっと大きなものを見つめなければなりません。宇宙に思いを馳せ、宇宙とつながれば、個体としての健康と幸せ、すなわち「健幸」を手にすることができるでしょうし、人類全体の「健幸」の獲得にもつながるのです。

宇宙は、途方もなく巨大なもので、我々の想像など及びもつかない…一般的にはそう考えられていますが、果たしてそのとおりなのでしょうか？

人間を構成する成分は、地球の地質構成成分よりも宇宙のそれに似ていると述べましたが、我々の宇宙時代の記憶はＤＮＡに隠されていると思います。その宇宙的な記憶を開いてくれるのが瞑想です。瞑想は自分の中のＤＮＡとの対話でもあるのです。そして、最終的にはＤＮＡの原点である宇宙と一体化することになるのです。私たちの中にはＤＮＡという宇宙へのドアがあるのですから、そんなに宇宙は遠い存在ではありません。

もちろん、ＤＮＡとの対話のためには、脳の活性化は必要不可欠な要素です。どうしても酷使しがちな左脳の自意識だけでなく、先祖意識を司る右脳も連係させ、さらに前頭前野というより高次元の脳を通じて宇宙というものを理解します。

これができていれば、人間はボケたり鬱病になることはありません。もっと深く、もっと高いレベルでの思索を行いたいと欲するようになるわけですから、ボケる暇などないのです。

3 楽しいことをイメージするのが瞑想への第一歩

瞑想はどちらかというと東洋的な発想ですから、西洋思想に基づいた現代医学では異質なものだと思われがちですが、実は現代医学にも瞑想の理論を用いた療法があります。

それがＰＴＳＤ（心的外傷後ストレス障害）の治療によく用いられるＥＭＤＲ（Eye Movement Desensitization and Reprocessing）という「眼球運動による脱感作、及び再処理法」です。脱感作とは簡単にいえばいやだなと思う感情を消し去るという意味です。つまり、ＥＭＤＲは眼球に刺激を与えることでＰＴＳＤの原因となる過去の悪い記憶を取り除こうという治療になります。

ＥＭＤＲによる治療を簡単に説明すると、最初に眼球運動による刺激が行われます。古典的な催眠術では、被験者に糸にぶらさげた五円玉を見つめさせて、そのまま左右にゆらりゆらりと振り子のように動かすことで催眠状態にするというのがありますが、これと似たものだと思ってください。このとき、被験者には精神を病む原因となった過去のいやな記憶を思い出してもらいます。催眠術にかかったようなうつらうつらとした状態の中で、その記憶を再体験することで、次第にそれを是認するようになり、それまで自分を縛っていた過去の記憶から解放され、ポジティブな思考へと変わっていくようになるというわけです。

この状態は瞑想そのものです。先ほど説明したヨガなどは、筋肉を刺激することで瞑想に入っていったのですが、こちらは視覚という五感の一つを刺激するのをきっかけに瞑想を実現するのです。前者を筋肉法、後者を五感法と呼ぶことにしましょう。

五感法については、バイオフィードバック法という、機械を使って視覚や聴覚を刺激して瞑想状態を作り出そうという方法で、これを確立すべく学会が結成されています。

また、瞑想の達人であるお坊さんたちの修行の場であるお寺の建築を見ると、五感を刺激しようという工夫が随所に見られます。お寺の本堂に入ると、独特のひんやりとした冷気を肌で感じませんか？　たとえ実感していなくても、お寺に入ると不思議に身も心も引き締まった感覚になるでしょう。つまり、肌の触覚を刺激することにより瞑想状態に入りやすくしているというわけです。ほかにも仏像や曼陀羅《まんだら》といった造型物で視覚を、お香で嗅覚を刺激したりと、お寺には瞑想に入りやすくするための五感を刺激するものがたくさん隠されています。

しかし、筋肉法や五感法は瞑想のパワーとしてはそれほど高くはありません。もっとも効率的に瞑想の恩恵を受けられるのは、意識によって瞑想に入るときです。

意識とはバーチャル・リアリティー（仮想現実）であるともいえます。意識の中では現実に起こったことと想像の世界は区別されているとはいえ、同じレベルで扱われています。たとえば、昨日食べた夕食と、明日食べようとする夕食を想像してください。仮に昨日のメニューがカレーだったとして、明日はハンバーグにしようと思っているとすると、意識で思い浮かべているカレーとハンバーグは、どちらも想像上のものです。過去と未来の境界線はなく、どちらも等しく存在しているのです。

この意識のバーチャル性を応用しているのが自律瞑想法です。

意識をきっかけにした瞑想法は、「重いものをもたずに重いものをもっているような気になる」「お湯の中に手を入れていないのに温かさを感じる」といったイメージ力を駆使することで、瞑想の段階に入ろうというものです。ここから段々とイメージの難易度を上げていき、実際は見ることができないのに、目の前でバクバクと動いている自分の心臓や胃が動いて食べ物を消化している様子をイメージしたりもします。

このような形で瞑想に入っていくと、脳波にα波が多く出てくるようになりますが、脳の構造はあまり深い思索に入りすぎて目の前のことを忘れないようにブレーキがかかるようになっています。それだけでは弱いので、後述するある方法でこのブレーキを止めると、本当に深遠な思索をすることができます。

自律瞑想法を会得するためには、イメージ力が必要ですから、普段からその力が強い右脳を鍛えておくことが肝心です。映画を見たり、休暇のプランを練ったりして、楽しい気分になることがその第一歩といえるでしょう。楽しいことで頭を一杯にすることは「集中法」といって、瞑想の初期段階でもあります。

このように瞑想の仕方をマスターして、深い思索に入れるようになると、直感やひらめきが湯水のごとくわいてきます。ときには、それまで抱えていた難題の解決方法が瞬時にわかったりもします。

図表16　自意識と潜在意識

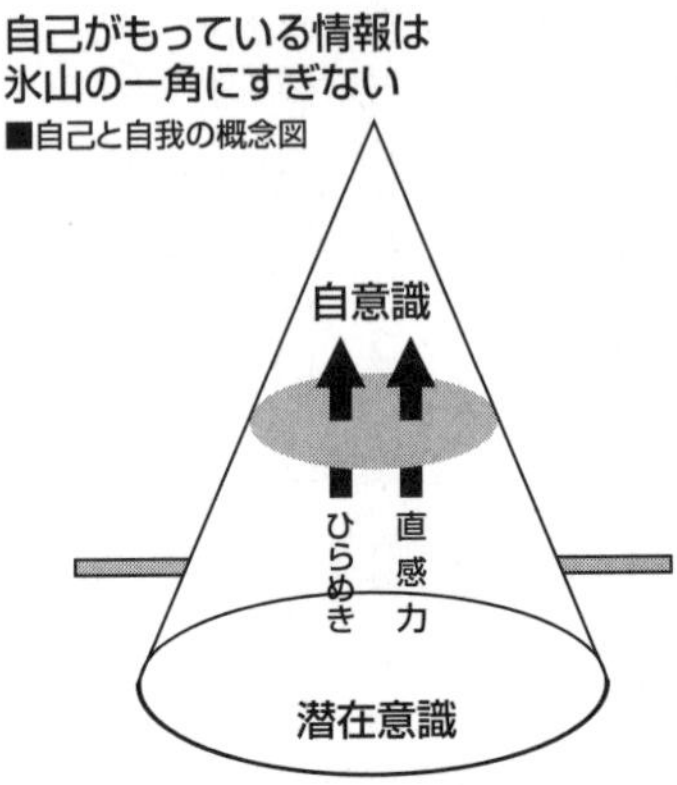

私はこれを右脳のメッセージと解釈しています。先祖意識の集合体である右脳は自分を客観的に見られる力を兼ね備えていますから、自意識では思い付かないような驚くべき解決法を見つけてくれるのです〈図表16〉。

そのために、普段からイメージ力を鍛えておけば、右脳のメッセージの量も増えてきます。しかし、右脳が活発に動いているからといって、何時でもひらめきや直感が出てくるとは限りません。右脳のメッセージは言葉として左脳でデジタル化しないと、自分の糧としてしっかり根ざさないため、記憶に留めにくいという欠点があるからです。

つまり、いくら右脳が活発であっても、左脳の機能が低下していたのでは意味がありません。そういった意味で、左脳も右脳もバランスよく動かし、右脳のメッセージを言葉化しやすいようにして行う瞑想こそが、ひらめきや直感を得るのに最適の方法だといえるのです。

4 脳は暴走する

歴史的に名を残す偉人の中には、精神的に病んでいた人が少なくありません。

たとえば、常人では到底及びもつかない思想体系をまとめた哲学者であるゲーテもその一人で、彼は精神分裂病を病んでいたといいます。超人思想のニーチェも脳梅毒を病んでいたために、脳の機能のバランスが崩れ、精神的に病んだ状態にあったそうです。

こうした歴史的人物の精神を医学的に研究する学問を病跡学と呼んでいます。病跡学の研究の中で、どうやら精神病は単に人の気分を滅入らせるだけでなく、人間を深い思索へ導くこともあるらしいとわかるようになりました。

その理由としては、精神を病むことで現実を客観的に把握する意識が薄れ、常に夢に近いような状態でいると、目先のことを考えようとする意志も弱くなっていくからです。そうすると人は大きな思索に入っていきます。これは病的な副産物による瞑想であるといっていいでしょう。

また、てんかんの患者さんも深い思索が得意であるというのもわかっています。たとえば、『罪と罰』などの小説を記し、その文学的価値はもとより、思想的にも後世に多大な影響を及ぼしたロシアの文豪・ドストエフスキーもてんかんだったのではないかと考えられています。てんかんの患者さんの中には、凝り性で几帳面である一方で、時々わけもないのに怒りが爆発するといった不安定な精神状態になりがちな方がいるのですが、その反面、精神分裂症と同じように意識が薄れやすく、深い思索に入りやすい状態を作ることができます。

特に、てんかん患者さんの場合はこの傾向が強いようです。脳内麻薬の説明のところで、ドーパミンなどのアクセル系脳内麻薬を出しすぎると、必ずギャバ系物質のブレーキが働くと書きましたが、てんかん患者さんはほとんどブレーキが効きません。ですから、ほんのちょっと何かを考えようとしただけで、思想が果てしなく大きく広がっていくのです。

しかし、ブレーキが効かないというのはいいことではありません。車でもブレーキをかけなかったら暴走してしまうように、脳の中もアクセル系脳内麻薬ばかりがあふれてしまったのでは、暴走して呼吸困難やけいれんなどの発作を起こしてしまいます。子供が瞑想をすると、同じような現象が起きてしまうのです。

実は、この現象はてんかん患者さんに限ったことではありません。その最たる例が、人気テレビアニメ番組「ポケットモンスター」を見ていた子供が、全国各地で同時多発的にてんかん的発作を起こしてしまった事件です。

事件があった場面は、ちょうど「ピカチュウ」という主役級のキャラクターがピカピカと光の点滅を繰り返したところでした。瞑想の五感法の中には、光の点滅を用いて視覚を刺激することもありますから、これはもう立派な瞑想導入法の一つといっていいでしょう。

これが大人ならすぐさま脳のブレーキが働くので大事には至らないのですが、子供はブレーキを上手に使えません。そのため、アクセル系脳内麻薬ばかりが放出されることになり、てんかんのような発作を起こしてしまったというわけです。

自動車の運転に慣れない人がスピードを出しすぎてしまったとき、ブレーキをかけるタイミングがわからずに事故を起こすのと同じことです。幼い子供は脳が未発達なので、まだまだ瞑想の免許皆伝とはいきません。もし、子供に瞑想をやらせたいのであれば、五感法よりもマイルドな形で効果が出てくるヨガなどの筋肉法などがいいでしょう。より高次の瞑想は、もうちょっと待ってあげてください。

子供が無免許ドライバーなら、お寺のお坊さんのような瞑想の熟練者は国際レースにも出場できるA級ライセンスをもったプロのレーサーです。一流のレーサーは右足のつま先にアクセル、踵にブレーキが当たるようにして、少しの足の動きだけで車を運転することができるそうです。「それなら自分にもできないことはない」という人もいるかもしれませんが、時速三〇〇キロもの猛スピードの中で、そのような足の動きをしてみろといわれても、一般のドライバーでは絶対にできません。

瞑想のトップレーサーもこれと一緒で、瞬時に脳のアクセル系とブレーキ系の脳内麻薬を切り替えながら、驚異的なスピードで深い思索に突入します。素人がいきなりこれを真似しろといわれてもできませんし、もちろん危険も伴います。ですから、瞑想の教習所としてまず自律瞑想法から始めることをおすすめします。

こうして考えていくと、瞑想はいい意味で脳が暴走することだといえます。脳のブレーキを緩めても、アクセルをあまり踏まないようにすれば危険はありませんし、脳自体も暴走しすぎると人体によくない影響を与えることはわかっていますので、まだまだ腕が未熟なのにもかかわらず、ブレーキをかけないでスピードを出しすぎていると、安全装置を働

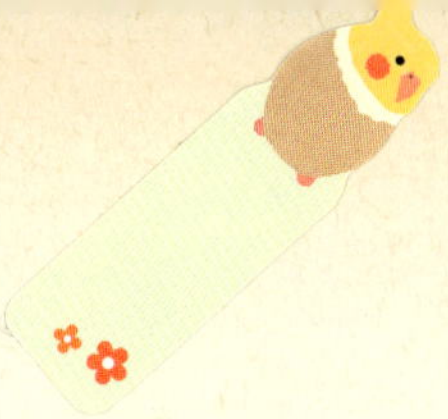

かせて瞑想から現実へと帰してくれるのです。

瞑想の中でひらめきや直感を得ながら、自分を縛っている意識を解き放てば、おのずと脳の奥深くに眠っている右脳の記憶系が目を覚まします。ここで先に述べたＥＭＤＲ療法のように、不愉快なことや嫌な思い出も湧き出てきます。そして、瞑想を繰り返すことで、そのマイナスな過去の思い出に何度も接していると、そのうちに慣れが生じてその思い出にまとわりついているネガティブなものが消えていきます。これはスリラー映画を見たとき、最初はものすごく怖いけれども、何度も繰り返し見ていると、ストーリーがすっかり頭の中に入ってしまい、恐怖感を感じなくなってしまうのと同じです。耐性という忍耐力ができてくるのです。

このようにして、人間はネガティブ思考をポジティブ思考へと変換していくのです。

5　ボケや鬱は治せる病

人間の記憶は左脳の「この世的記憶」と右脳の「あの世的記憶」の二種類に分けられます。この世的というのは、現在の規範で目の前のものを判断するという意味で、あの世的というのは未来へと向かった目先にとらわれない思考です。

そして、これらの記憶を脳の海馬にホールドすることで意識が生まれます。ボケや鬱病の方はこのホールドする力が弱く、瞬間的な記憶しか使えない状態にあります。記憶に関する私の仮説をざっとまとめると、このようになります。

ここで記憶について述べたのは、瞑想は海馬にホールドされた記憶を入れ替える作業でもあるからです。高度な瞑想ができるようになると、海馬の記憶が一新され、自分の価値観がガラリと変わります。普通は記憶としてホールドされているものは左脳的なものが主体です。左脳ばかり使っているデジタル人間はもちろん、右脳の機能が高い人でも、生命体としての自分を守るなどの理由から、どうしても目の前のことを処理してくれる左脳に偏りがちです。

また、日常生活の中で右脳の記憶が表面に出てきても、左脳との連係がなければ、それを意識として自分の糧にすることはできません。左脳のパワーに押されてしまっている日常生活の中では、なかなか右脳の力を発揮できませんし、右脳が活性化する睡眠中は左脳が機能していないので、起きたら夢の内容を忘れているのと同じように、右脳の記憶を留めておくことはとても難しいものです。

もちろん、右脳の記憶をすべて忘れ去るわけではありません。低レベルでの左右の脳の連係は行われています。瞑想にはそのレベルを向上させるという目的があるのです。瞑想では左脳と右脳のパワーは等しくなります。右脳の記憶がとめどもなく溢れ出てきて、普段では体験できないような深い思索が可能になるのです。

このときの思考は左脳も動いているのですから、右脳から溢れ出てきたイメージ的記憶を忘れることはありません。海馬にがっちりとホールドされます。すると、それまでもっていた近視眼的な価値観は薄れていき、右脳ならではの、もっと広く大きく物事を見るための価値観が海馬の中に増えてきます。つまり、瞑想により海馬の内容が一新され、より奥深い思考をもった人間として生まれ変わったかのような感覚に包まれるのです。

おそらく、このとき右脳の中にある記憶だけでなく、ＤＮＡに秘められた普遍記憶、つまり宇宙の記憶もあふれ、宇宙的な価値観とつながることができるはずです。そのいい例が、宇宙から帰還した宇宙飛行士たちが、牧師になったりエコロジストになったりした事実です。宇宙空間にダイレクトに接することにより、瞑想における宇宙とつながる行為と同じ体験をしたために、あのような価値観の変容が発生したのだと考えられます。

こうした瞑想の効用を悪用しているのが、マインド・コントロールです。瞑想の場合はあくまでも自発的な行為なので、他人の思惑どおりに価値観を変えることはできませんが、マインド・コントロールのようなものは第三者の利害がからんでいるからやっかいです。

マインド・コントロールは、ある意味では催眠術の一種です。たとえば、簡単なものなら五感を刺激するなどしてトランス状態に陥れた人に、自分の思惑どおりに動くような命令を外部から下せば、おのずと人間を意のままに操れるようになります。過剰な運動を強いて筋肉を刺激することでも、また、延々と言葉を投げかけることで意識を刺激することでも、マインド・コントロールは成立します。

先ほど紹介したＥＭＤＲも催眠術の一種であり、また瞑想のシステムの応用でもありますが、精神的な疾患を治療する医療行為である以上、マインド・コントロールのような実害は存在しません。世のカルト集団が瞑想を悪用しているのは、悲しい事実です。

このような外部からのマインド・コントロールは努力すれば解くことができますが、自律瞑想法などで自分で選択した価値観は、まさに魂の奥底に浸透するようになり、まるで生まれ変わったかのような気分に包まれます。マインド・コントロールはあくまでも表面的な意識を操作しているだけですから対照的な位置にあるといえるでしょう。

私はボケや鬱病は記憶がホールドできないがゆえに、人間的な意識がもてない障害であり、同時に、左脳を酷使しすぎたために機能が低下してしまった現象と理解しています。普段から瞑想することで、右脳が活性化され左脳をサポートするとともに、海馬に頻繁に新たな記憶をホールドできるようになり、記憶も左脳の力も衰えず、はっきりとした意識が保てるようになるというわけです。さらに、ここからもっと先に進めば、宇宙とつながるような高度な意識をもつことが可能になってきます。ＷＨＯのいうところの「霊的やすらぎ」ともいえる霊的健康に到達できるのです。

瞑想すれば、ボケや鬱病はかなり予防できます。不安がある人は前章の最後に触れた筋肉や五感の刺激とともに、毎日、十分でも二十分でもいいですから瞑想するようにしてください。もちろん、健康な人でも瞑想することにより、新たな意識を手にできますからもっと高いレベルでの思索を行えるようになり、人生をいままで以上に楽しいものとしてとらえられるようになるはずです。

6 第四の脳・前頭前野で宇宙とつながる

瞑想によってハーモナイズした左右の脳は脳梁を伝わってコミュニケーションし、そこで生じた記憶は海馬という記憶装置にホールドされ、それが意識となるわけですが、この意識を司っているのは海馬ではありません。海馬はあくまでもデータをメモリーして保存しておく場所であって、意識を意識としてデジタル化していく作業は他の脳の役目です。

私はおそらくその作業をしているのは第四の脳・前頭前野であると考えています。

脳腫瘍や精神分裂症の患者さんの中には、あまりに症状が悪化したために、この前頭前野を切り取ってしまった方もいらっしゃいます。このような人々は言葉は悪いのですが、たとえれば、「人間をやめた」状態といわざるを得ません。この状態では食べたり排便したりという生理的なものはきちんとこなせますが、右を向いていなさいといえば、いつまでも右を向いていたり、起きるなといえばいつまでも横になっていたりと、まるでロボットのような行動しかできません。

このことから、私は前頭前野によって人間らしい意識をもった行動や思考が行えると確信しています。前頭前野は海馬にホールドされた意識を統括し、人間に「ああしなさい、こうしなさい」という命令を下していると考えられるのです。

国でいえば前頭前野は政府のようなものです。政府が人道的、なおかつしっかりとした判断が下せれば、国民は快適に暮らすことができます。現在の日本のように、混迷した政府では国民も混迷しますし、同様に前頭前野が正確な判断を下さなければ、他の脳も混乱するというわけです。

また、たとえ知的で仕事をテキパキとこなすように見えている人でも、前頭前野の力が強くない人もいます。いい例が詐欺師です。言葉が巧みで知識も豊富な彼等は、自分の利益しか考えていないために、人間的な生き方ができずにいます。そうなると、前頭前野も衰えてしまい、将来的にボケや鬱病を発病する可能性は高くなります。詐欺師までいかなくとも、周囲のことを考えようとせず自分のためだけに仕事をしたりする人も、おそらく前頭前野の機能は衰えてしまっています。

ですから、ボケて動物的になる前に、人間としての意識を保持するためには前頭前野の機能レベルを衰えさせないことが大切になってきます。ここを鍛えれば、海馬や脳梁といった下部の脳組織も活性化され、ある程度までは老化を抑制することができます。

もちろん、医学的なボケの原因とされている脳血管障害の予防にもつながります。脳血管障害は脳への血流や酸素の供給機能が低下することで、脳細胞が次々と死滅しスカスカになった状態です。前頭前野がちゃんと働けば、脳細胞の一つ一つが活動しようという意志をもちますから、脳の血流もきちんと保てるようになり、脳全体の活性化が実現するのです。

前頭前野を鍛えるためには、やはり瞑想がもっとも効率的です。瞑想の最終目的は霊性として存在する宇宙の法則というものに気づき、そして人間もその法則に従って生きていこうとすることです。

このように宇宙とつながろうとするのは人間の意識です。正常な意識であれば、もっと大きく、もっと広く自分をとらえたいと考え、さらに自分だけでなく、社会全体、地球全体、最終的には宇宙全体にまで広げて物事をとらえようとします。

こうした意識の中枢は前頭前野にあるのですから、宇宙とつながろうという意志は前頭前野にあると考えられます。だからこそ、私は前頭前野の存在を重要視しているのです。

宇宙とつながった前頭前野は、物事を包括的にとらえようとします。それはあたかも東洋でいう曼陀羅思想そのものです。

曼陀羅の一部は仏や菩薩を描いた絵であり、重要な儀式のときなどにお寺の本堂にかけられます。一般的には中央に宇宙を照らす太陽であり、万物の慈母ととらえられている大日如来が描かれています。それを囲むように何重もの輪が広がっており、内側には他の仏や菩薩、外側の方を見ると人間や動物が描かれています。

つまり、曼陀羅は仏教的な宇宙観を絵として表しているのです。

面白いことに曼陀羅の一番外側には魑魅魍魎《ちみもうりょう》、つまり妖怪変化の類いも描かれています。基本的に仏教では妖怪変化は悪の象徴ですから、仏様と同じ絵の中に描くというのは変なことにも思えます。

しかし、仏教では、宇宙に存在している以上、こうした魑魅魍魎にさえなんらかの長所があるはずだという柔軟な考え方をしています。この世に存在するものには無意味なものは一つもないし、意識レベルに差異はあれど、存在としての価値が上だとか下だとかいうことはないのです。

お坊さんたちは優れた瞑想家でもありますから、彼等が感じた宇宙を曼陀羅として残したのでしょう。前頭前野によって宇宙とつながると、こうした曼陀羅思想のような、非常に大きな思考で物事をとらえられるようになります。いい方を変えれば、現代に生きる我々も、曼陀羅を考えたお坊さんと同じ宇宙を見ているということです。そして、きっと我々の子孫も瞑想などにより同じ宇宙を体験するはずです。

瞑想は人類同士の時空を超えた絆も与えてくれるのです。

7 肥満も瞑想により解消

瞑想は心とともに身体機能を活性化するだけに、様々な「副産物」を与えてくれます。体がだるかったり、肩凝りがひどかったりという病に至っていない未病の段階であれば、瞑想するだけでかなりのレベルまで回復できるはずですし、自分でも感知していない病の原因も取り除くきっかけを作ってくれたりもします。

意外なところでは、瞑想はダイエットに効果的であることがわかっています。実際、瞑想が得意なお坊さんには、太った人をあまり見かけません。

肥満の大きな原因の一つにストレスがあげられます。ある実験によると、百匹のネズミを二部屋に分け、与える食事や環境は同じままに飼育し、一方には床に電気を流したり、仲間のネズミが発する不快な声を聞かせるなどのストレスを与えると、その部屋のネズミはストレスを与えられないネズミに比べて一・三倍から一・五倍ほど太ったという報告がなされています。

摂取したカロリーも運動量も同じですから、栄養学的にはなんら問題はありません。それなのに、これだけの違いが出てくるのですから、やはり、脳でいやだな、不安だなと感ずることで体を太らせてしまうことが証明されたわけです。

では、ストレスが人間を太らせるメカニズムはどのようになっているのでしょうか？

そもそも、あらゆる動物はストレスを感じると「逃げる」か「攻撃する」といった二種類の行動しかしません。その行動に伴って筋肉は緊張し、手のひらや足の裏には汗が噴き出し、心臓はバクバクと脈打ち、体の神経系は交感神経緊張という臨戦態勢に入ります。

このとき、膵臓から、重度の糖尿病の患者さんの治療にも使われているブドウ糖を燃焼させるホルモンであるインシュリンが分泌されます。

このインシュリンは低分子のタンパク質で、ノルアドレナリンやドーパミンといったアクセル系の脳内麻薬などのカテコラミン系物質の分泌に随伴して、膵臓から分泌されます。

ですから、ストレスでアクセル系脳内麻薬が出てくると、その親戚のようなものであるインシュリンも反応し、通常よりも多く分泌されるというわけです。

インシュリンはグリコーゲンという炭水化物の形で体に蓄積されていた物質を分解してブドウ糖を血液に放出します。このとき血糖値が上がりブドウ糖は炭酸ガスと水となって燃焼するのですが、こうした作用が見られるのは筋肉を動かし運動しているときだけです。

運動しないでいると、グリコーゲンから分解されたブドウ糖は燃焼せずに、将来臨戦態勢になったときのために再び体に蓄積されます。しかし、グリコーゲンに戻るのではなく、ブドウ糖は脂肪という形に変換されます。なぜかといえば、脂肪は一グラム当たりのカロリーが高いために、より多くのエネルギーを蓄えられるからです。ブドウ糖のままよりは半分のスペースで済みますから、省スペースのために有効だというわけです。こうした脂肪は内臓や血管にたまったり、皮下脂肪になったりして人間を太らせます。

本来であれば、インシュリンは人間の体を糖尿病から守るなどの作用があるのですが、ストレスを感じるか感じないかだけで、ものの見事に悪玉化してしまいます。これだけでも、いかにストレスが人体に悪影響を及ぼすかおわかりいただけたでしょう。

こうしたストレスを感じたら、インシュリンによって余分に放出されたブドウ糖を燃焼させるために、運動やストレッチなどで筋肉を動かすことが効果的というのは確かです。しかし、未病の医学の考えからいえば、ストレスを感じないようにするのがベストの治療です。つまり、根本の原因を断つわけです。そこで絶大な力を発揮するのが瞑想です。

何かにストレスを感じるのは主観的なものです。それは何かを見て「好きだ」とか「いやだ」というのが各人各様であることからもわかるとおりです。

人によって違う考えをもつのは当たり前のことです。遺伝子は個々に多様な可能性をもたせようとするからです。こうした遺伝子の機能を理解し、違って当然だと考えることができれば、かなりストレスは軽減できるでしょう。実際、多様性が嫌いで自分しか認められなくなってしまう鬱病も肥満の原因となります。

瞑想はこうした遺伝子にプログラムされた多様性を受け入れる行為でもあります。瞑想に慣れてくると、なんであのときあんなにストレスを感じてしまったんだろう、という具合に、ストレスを感じていた、あるいは感じている自分が馬鹿らしくなってくることさえあります。そして、その結果、ストレスから解放され、インシュリンなどの分泌も抑えられるようになり、ダイエットへとつながるわけです。事実、私の施設でも瞑想によって四〇キログラムものダイエットに成功した人も多数いらっしゃいますし、やはりストレス解消が肥満解消の最短の道なのです。

もちろん、瞑想をしたからといって暴飲暴食をしてもいいというわけではありません。いうまでもなく、そうした食習慣が肥満の原因に違いありません。ただ、不思議なことにお坊さんを見ていると、少々悪食《あくじき》しても太ったりしないようです。普段から瞑想することに慣れていれば、少々不摂生しても平気な逞しい体が作り出せるのかもしれません。

8 自律瞑想法が人類を変える

『脳内革命2』で私は「自律訓練法」の重要性とそのやり方について書きました。これと自律瞑想法には共通する部分があるので、ここで少しおさらいをします。

自律訓練法は一九三二年にドイツの神経生理学者シュルツ博士によって考案された歴史のある脳のトレーニング方法です。

まず、静かな場所で背もたれのある椅子に深く座り、背筋をまっすぐに伸ばし、足を肩幅ぐらいに開きます。床と背筋が垂直に交わるようにイメージするといいでしょう。目は半開きで視線は前方一メートルほどに落としてください。これで自律訓練法の準備は整いました。

訓練は〈図表17〉にあるとおり七つの段階に分けられます。準備段階はいわゆるウォーミングアップで、体をリラックスさせるようにします。そして第一段階で、先にも述べた「重いものをもっていないのにもっている」ように感じる訓練をします。言葉として口に出しながら行うと効果的です。手だけでなく足にも重いものがのっているように感じるようにします。第二段階はその「重い」を「温かい」に替えるだけです。本当に手足がポカ

図表17　自律訓練法

準備段階（安静化）	「気持ちがとても落ち着いている」
第一段階（重感訓練）	「両手、両足が重たい」
第二段階（温感訓練）	「両手、両足が温かい」
第三段階（心臓調整訓練）	「心臓が穏やかで規則正しく打っている」
第四段階（呼吸調整訓練）	「呼吸が楽だ」
第五段階（腹部温感訓練）	「おなかが温かい」
第六段階（額部涼感訓練）	「額が気持ちよく涼しい」

静かで落ち着く場所で行うこと。背筋をまっすぐにし、
足は肩幅ぐらいに開き、自然に床に垂直になるように

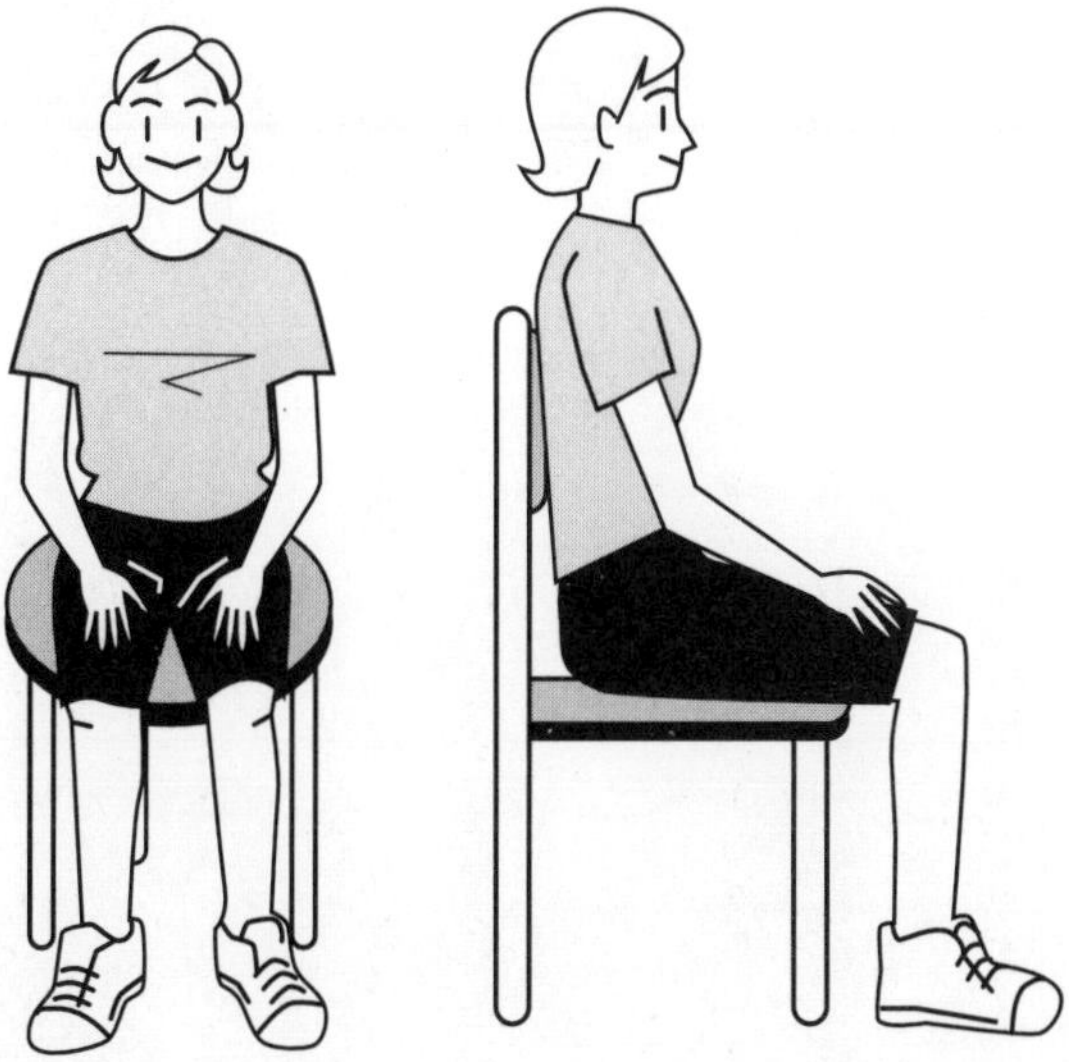

ポカと温かくなってくるから不思議なものです。

第三段階と第四段階は心臓と呼吸を、第五段階は「おなかが温かい」とか「腸が動いている」というように内臓をイメージします。最後の第六段階は前額部に意識を集中することで涼しさを感じる訓練です。頭寒足熱という言葉のとおり、額部に涼しさを感じるのは健康につながります。ただ、涼しさを感じるのはとても難しく、最終段階に選ばれているのもそうした理由からです。

ですから、前著では第二段階までの温感訓練を中心に行うようにおすすめしました。これだけでも弱いα波の世界に入っていくことはできます。しかし、ここまでは自律瞑想法のための身体条件を作るための準備体操だと考えてください。

第六段階以降は自律瞑想法の手法で入っていくことができます。

自律瞑想法は前述したＥＭＤＲの発展形です。ＥＭＤＲでは被験者の目の前で指を左右に振って催眠のような状態を作り出します。これは右目と左目に交互に、かつ連続的に情報を入れるためです。

右目の外側と左目の内側は右脳、左目の外側と右目の内側は左脳につながっていますから、左右の脳に等しく刺激が与えられることになります。同じ刺激が入るのですから、左右の活動レベルも等しくなります。そうすると、互いの情報を脳梁で頻繁にやりとりするようになり、意識が活性化します。

怒りなどの原始的な感情は昔からもっていた感情なので爬虫類脳を通ります。ですから、このようなことはしなくても楽に通過するのですが、意識は人間が高度に進化してから得たものなので脳梁を通さねばなりません。瞑想はより高度な意識をもつのが目的ですので、まずは脳梁のとおりをよくするのが第一条件になります。この脳梁は五感に反応する犬猫脳の中にありますから、目の前で指を振って視覚を刺激するように、五感を刺激するのがもっとも手っ取り早い方法となります。

このように指を振るのもいいのですが、自律瞑想法では主に触覚を使います。

まず、自律訓練法である程度リラックスしたら、両手の親指と人さし指で輪を作ります。すなわち、仏教でいう「印」を結ぶのです。

この印を結んだ指に左右交互に力を入れるようにします。こうすれば、左右の脳に交互に刺激が与えられ、脳梁を通して頻繁にコミュニケーションするようになります。

ただし、途中で力を入れるリズムがうまくとれなくなってしまう人も多いようですので、私の施設では印を作らずに〈図表18〉の写真のようなゴム製のグッズを用いています。これを交互に握りしめることで印を結ぶような効果が得られます。柔らかいゴムボールで代用してもいいでしょう。また、触覚だけでなく左右交互に音が入るように、カセットテープをはじめとするグッズも用意していますので、お問い合わせください。

自律瞑想法の手順はこれだけです。あとは、瞑想をしていると、どんどん左右の脳がハーモナイズし、それを感知した前頭前野が意識レベルを次第に上げ、深い思索へと突入します。

「随分、簡単だな、もっとやり方を教えてくれ」という声もよく耳にしますが、自分で律するからこそ「自律」瞑想法なのです。思索の形は各人各様ですから私が教えられるものでもありません。私の思索と全く同じ思索をしても、それでは遺伝子の多様性の維持という法則に反しますから、オリジナリティをもって自律瞑想法に臨んでください。

ただ一ついえるのは、瞑想で感じたことに正直に生きるということです。私自身、瞑想と反する行動をしてしまって、とんでもない失敗をしたことがあります。瞑想では「やめた方がいい」という判断を下したのですが、どうしてもやってみたくて無理矢理計画を進めたところ、ものの見事にその計画は水泡と帰してしまいました。以来、瞑想で感じたこと、直感で思い付いたことには正直であろうと肝に銘じています。

図表18　自律瞑想法のやり方

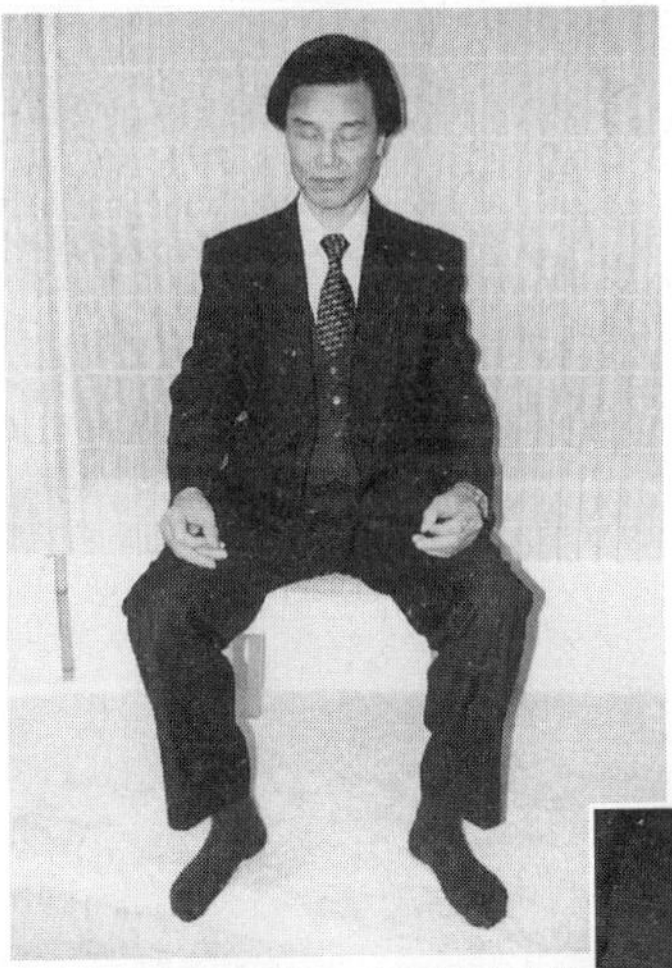

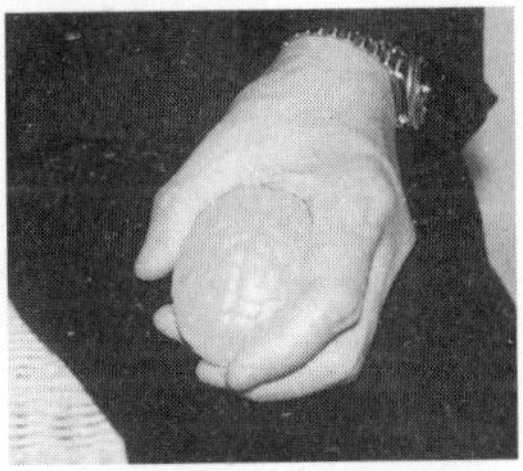

両手にゴム製の柔らかなものを握ってもいい

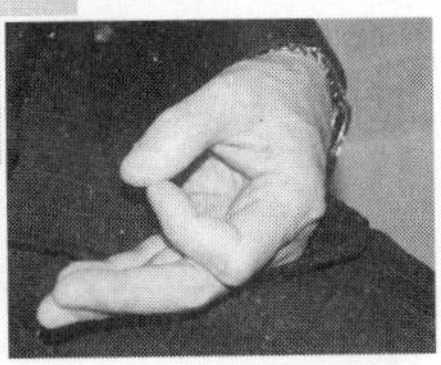

ゆったりとした姿勢で、ひとさし指と親指で輪を作る。左右交互に力を入れながら瞑想状態へ。ある程度熟練すれば、自律訓練法の準備段階なしでも効果がある

　もちろん、こうした日常の行動に対する指針だけを瞑想が与えてくれるわけではありません。深く物事を考えることは、最終的には宇宙的規模での幸福感を得られることになり、おのずと心が癒され、もっともっと宇宙とつながって高いレベルでの思索をしたいと思うようになります。

　こうなったら、もはやボケや鬱病などの心の病は完全に予防できます。いや、こうした予防は単なる副産物であり、真の目的はより高いレベルでの意識をもつことにあります。

そうすれば、争いごとのない平和な世界の実現とともに、誰もがエネルギッシュに毎日を過ごせるようになります。

ＷＨＯが定めたスピリチュアル・ヘルスは、二十一世紀をこうした形で迎えようという人類の決意表明なのかもしれません。

第4章の要約

●瞑想の基本的な効用は、脳内モルヒネやα波が出やすい状態が作れるという点にある。

●「霊性とは自然界に物質的に存在するものではなく、人間の心にわき起こった観念（とりわけ気高い観念）の領域に属するものである」（WHOの霊性についての定義）

●EBM（Evidence Based Medicine）とは医学用語で、物質として説明できないものは、大衆には説明できないという意味。瞑想もこのEBMの考えにのっとって、そのシステムを解明していかなければならない。

●瞑想はあるレベルまでに達すると苦行になってしまう。ボケや鬱病の改善のためには誰でも気軽に実行できる自律瞑想法がベスト。

●瞑想は自分の中のDNAとの対話。最終的には瞑想によってDNAの原点である宇宙と一体化することになる。

●EMDR（Eye Movement Desensitization and Reprocessing）という「眼球運動による脱感作、及び再処理法」は瞑想の考え方を応用している。

●バイオフィードバック法という機械を使って視覚や聴覚を刺激することで瞑想状態を作り出そうという試みも実際に行われている。

●意識とはバーチャル・リアリティー（仮想現実）。意識の中では現実に起こったことと想像の世界は区別されているとはいえ、同じレベルで扱われている。このバーチャル性を応用したのが自律瞑想法。

●瞑想をマスターして、深い思索に入れるようになると、直感やひらめきが湯水のごとくわいてくるようになる。

●てんかんの患者さんは、ほとんどブレーキ系脳内モルヒネを使うことができない。
●子供が瞑想をすると、脳がオーバーヒートしてしまうことがある。
●瞑想の達人は瞬時に脳のアクセル系とブレーキ系の脳内モルヒネを切り替えながら、驚異的なスピードで深い思索に突入していく。
●瞑想により、より奥深い思考をもった人間として生まれ変わったかのような感覚に包まれることがある。このとき右脳の中にある記憶だけでなく、DNAに秘められた記憶、つまり宇宙の記憶もあふれ、宇宙とつながることができる。
●筋肉や五感の刺激とともに、毎日、十分から二十分の瞑想でボケや鬱病はかなり予防できる。
●脳の前頭前野は海馬にホールドされた意識を統括し、人間に「ああしなさい、こうしなさい」という命令を下している。人間としての意識を保持するためには前頭前野の機能レベルを衰えさせないことが大切。
●前頭前野を鍛えるためには瞑想がもっとも効率的。
●瞑想によって肥満も解消する。
●自律瞑想法はEMDRの発展形。両手の親指と人さし指で輪を作り、左右交互に力を入れるようにすると瞑想しやすくなる。

第5章

医療の最先端にて

1 これからの医療に求められること

つい、先日、所用でアメリカに行ったときのことですが、出発直前にカゼをひいてしまい、四十度の熱にうなされながらのフライトを強いられてしまいました。そのときはまるで夢の中にいるようなぼんやりとした感覚でしたが、私は自分の体で行った分断脳の実験のことを思い出していました。

あれは自宅の書斎で実験を行っていたときのことでした。実験で左脳の機能をマヒさせていましたので、意識が朦朧とするなか、ふと気づいたら、私は自分の病院の受付に立っていました。どうしてそこに立っているのかは定かではなかったのですが、医事課の職員の「早く患者さんのところに行ってください」と急かす声が聞こえていました。夢かな、とも思いましたが、どうやらそうでもなさそうでした。私は狐か狸にばかされたような気持ちで、患者さんのいる手術室へと向かいました。

あとで聞いたら、自宅に「急患が出たので早く来てくれ」との連絡が入ったため、私は病院に向かったそうです。そのとき、家内には「夕食は帰ってきて食べるから」というような伝言まで残して出ていったといいます。よくよく考えてみると、病院に行くのに自分で車の運転をしたわけですし、外から見れば何も起こっていないように見えていたはずです。おそらく、病院の受付に立ったとき、ちょうど実験で使った薬物の効果が切れて我に返ったのでしょうが、病院に来るまでの記憶はありませんでしたから、部屋からワープしてきたような感覚に陥っていたのでしょう。左脳がマヒした状態だったのですから、これはもちろん右脳という先祖意識によって病院まで連れてこられたことになります。

飛行機の中でこんなことを思い出したのは、きっと熱を出してうなされて何も考えられない状態が、あたかも左脳をマヒさせる実験で体験する意識朦朧とした感覚と似ていたからでしょう。

そんなことを思い出していると、次に大脳生理学者のペンフィールド博士の『脳と心の正体』という本の内容がぱっと頭に浮かんできました。その本の中に、私のような体験をした人の話が出ています。ペンフィールド博士はそれを「自動人間」と名づけ、意識の不思議さを熱く語っています。

その本はだいぶ前に読んだものなので、内容はほとんど忘れていたのですが、熱にうなされながら、私は自分の実験の体験とペンフィールド博士のレポートとを直感的に結び付けたというわけです。熱が出たことで目先の意識が薄れたために、瞑想のような状態になったからこんなことを思い付いたのでしょう。普段から瞑想に慣れ親しんでいたから、こういう直感が得られたのかもしれません。

こうした脳の力をはじめとする人間の神秘的な能力が、私が提唱する未病の医学のポイントになります。

未病の医学を現代医学的にいえば予防医学ということになります。病気の原因を断つためには、やはり人間の体の根本を知り、そこから予防していこうという姿勢が大切です。人間の体の根本とは遺伝子や右脳の中にある先天記憶のことです。これらから発せられる声なき声を感じることで、ほとんどの病気は防ぐことができます。

こうした遺伝子や右脳の先天記憶は、我々が抽象的にいっている「神仏」になると思います。

「啓示を受けた」とか「不治だと診断された病が治った」という人智を超えた体験をすると、人は神や仏といった「サムシング・グレート（偉大な何か）」としてとらえてしまいがちです。つまり、自分の力ではなく、神仏のような強大な何かによって突き動かされていると感じてしまうのです。私がいつの間にか病院に行っていた体験も、神様によって導かれたのだという人もいるかもしれません。

そう考えるのは半分正解ですが半分は間違いでしょう。

確かに人間は自分の力を超えたパワーを発揮することができますが、それは何も神や仏のおかげではありません。自分の中にある遺伝子や右脳の力を開放しているだけなのです。これらを神や仏、サムシング・グレートとしてとらえてしまうのは、人類共通の方向性をプログラムした遺伝子や右脳から発せられるパワーをあたかも「させられ現象」としてとらえるため、左脳の自意識が、そのようなパワーを他人様のように錯覚してしまっているからにほかなりません。

一般的にいわれている神仏は、すべて自分の中にある遺伝子や右脳の先天記憶なのです。人類が神や仏に感謝する気持ちは、自分への感謝の気持ちと同じといえるかもしれません。

このような人間の奥底からあふれてくる声を右脳を通して聞けるようになれば、自暴自棄になって心を病んでしまった場合でさえ、人間も捨てたものではないとプラス思考ができるようになるに違いありません。左脳を酷使しすぎてボケに近い状態になった人でも、生命の神秘に触れることで衰えた脳も活性化するはずです。もちろん、体のすべての器官をまとめる脳が活性化すれば、身体的な病気の予防や治療にも確実に役立ちます。

人間は自分の中にある遺伝子や右脳という大きな意識を、あたかも声としてとらえることができるのです。二十一世紀の医療はその段階からスタートしなくてはならないはずです。

2 二十一世紀に向けての取り組み

さて、最後に私が二十一世紀に向けて取り組んでいる新たな医療について、いくつかご紹介したいと思います。

まず、これだけ普及したインターネットを使わない手はないと考え、二〇〇〇年七月から「健康で長生き、病気にさせない医療」をコンセプトに、良い生活習慣を身につけ新たな在宅医療の形態を提供しようというホームページ「マホロバ・ジャパン」を開設しました。

この中でとりわけ大きな柱となっているのがパーソナルドクターシステムです。これは二十一世紀型のヘルスセキュリティシステムとして、体と心の両面から健康を管理し、ケアしていこうとするものです。

パーソナルドクターシステムの会員には、年一～二回のヘルスチェックをしていただき、そのデータに基づき治療計画を立てます。すでに病気になっていたり、病気になる可能性が発見されると、メールやファックスなどで連絡し、必要に応じてクリニックにて診察を

●ホームページ「マホロバ」トップページ
(http://www.maholova.com/)

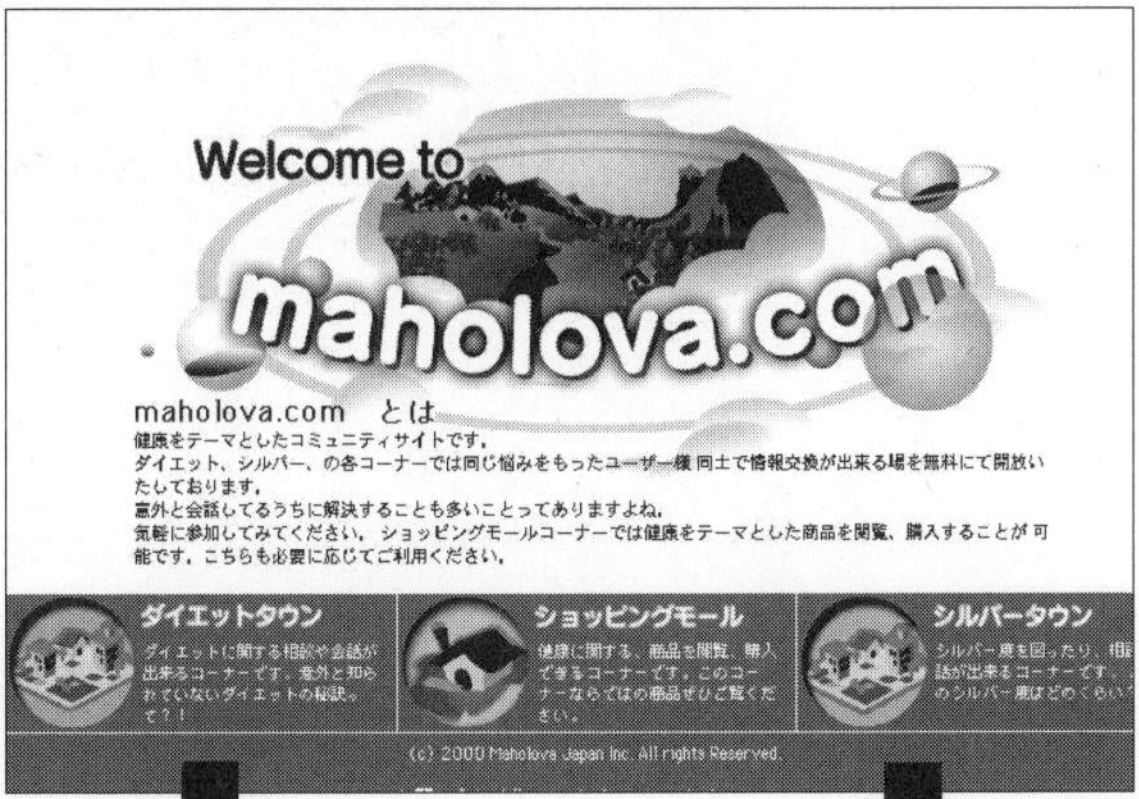

●ダイエットタウン

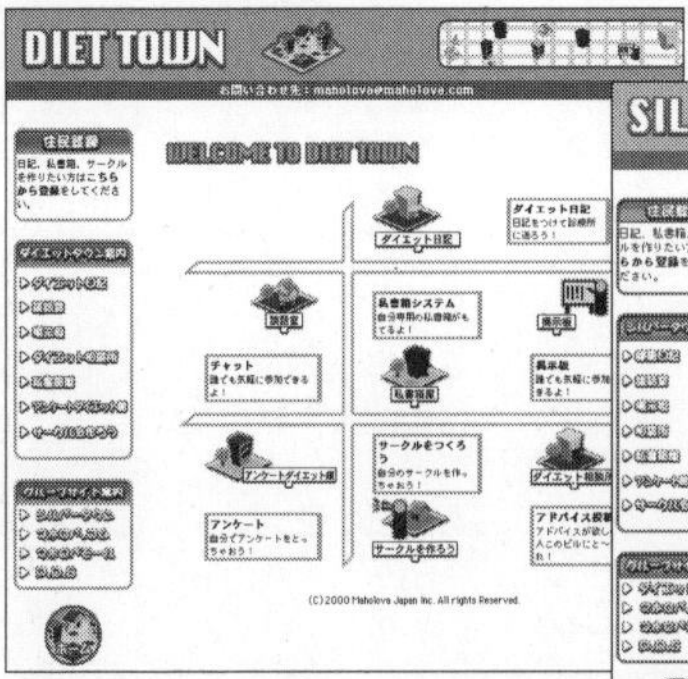

ダイエットに関することならなんでも相談できるだけでなく、ダイエットの経過や悩みをつづる自分専用のダイエット日記がもてたり、お互いに励ましあえる仲間を見つけられる「ダイエット掲示板」などがある。また、自分の好きなテーマでサークルを作ることもできる

●シルバータウン

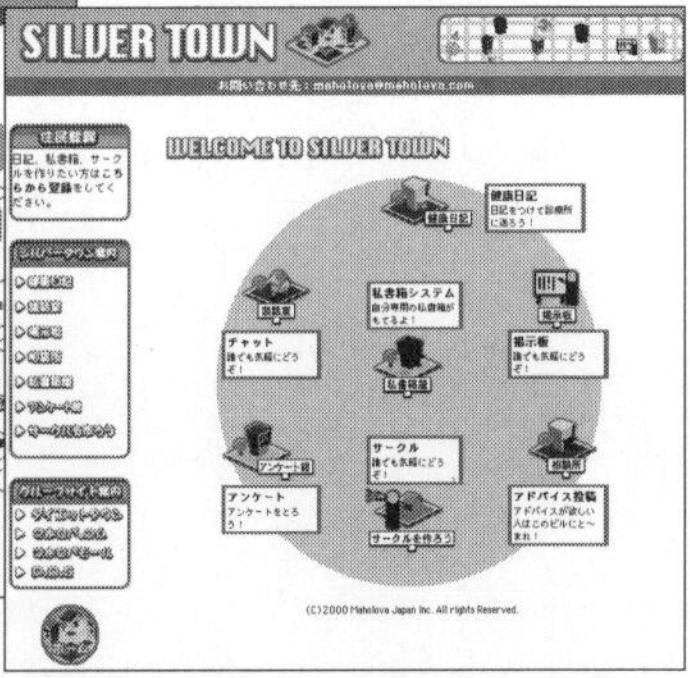

ご両親の心配事や、自分の健康に関する不安について相談できる掲示板をはじめ、自分専用の健康日記をつけて診療所に送ったり、チャットで気の合う仲間と会話を楽しんだり、イキイキしたシルバーライフを送るための役立つコンテンツが盛りだくさん

受けてもらうことになります。症状が落ち着いている方や、遠方の方はご希望により二週間に一度薬を送るとともに、ファックスで症状の変化などの報告をうかがいます。また、希望があれば定期的な検査はスタッフをご自宅に派遣します。

このほか、一日百円ずつ積み立てていただくことによって、年に一回、人間ドックが受けられるシステムも導入しました。人間ドックといっても、いまは一時間ほどですべての検査ができますから、それほど時間も取られずに、しかも前日夜から食事を抜く必要もないので気軽に受けることができます。同時に脳波を測定する右脳ドックであるストレス・ドックも実施します。これは私の施設ですでに実施しており、本文中に書いたようなボケの早期発見などに役立っています。

なお、『未病の医学』の読者特典として、先着一万名様に田園都市厚生病院にて無料で右脳ドックを受けられるサービスも実施しています。（二〇〇〇年十一月末日より）

これ以外にも、マホロバのホームページでは私が連載するコラムで東洋的な医学思想を学んでいただいたり、痴呆やダイエットなどの無料健康相談室なども開設しております。現在、インターネットをつなげる環境がない方や、インターネットは難しくてわからないという方のために、必要な知識の教育やインターネットのための機材をレンタルできるサービスも検討中です。

詳しくはhttp://www.maholova.com/(マホロバ・ホームページ)

☎〇四六―二七七―七一一八(株式会社マホロバ)

までお問い合わせください。

これ以外にも大和市や伊豆に「癒し」をテーマにした施設の建設も計画しています。右脳ドックやヘルスチェックの機械、瞑想道場などを設け、心と体を総合的にケアできる画期的な施設となる予定ですので、計画が決定次第、マホロバのホームページや今後発刊する自著などでお知らせします。

さらに今後、『脳内革命』は海外にも進出します。まず、『脳内革命1』の英語版が二〇〇一年にいよいよ出版されることになりましたし、フランス語版の出版も検討中です。これに合わせてロサンゼルスとパリに分院を開設します。クリニックや人間ドック、ウエルネス施設および薬膳的和食堂などを設け、食事、筋肉、五感の刺激および自律瞑想法といった私の医療の考えに基づいた施設作りを進めていくことになっています。

驚異的なベストセラーとなった『脳内革命』の出版から五年。これまでにいろいろなバッシングも受けましたが、ようやく「世界」のレベルまでこぎつけることができました。

周りの者からは少々飛ばしすぎだと咎められたりもするのですが、やはり、自分の理想の医療を少しでも多くの方に体験してもらいたいという気持ちが強いのです。

このように社会的に認められたいと欲するのは、ＷＨＯの四つの健康でいえばソーシャル・ヘルス、欲でいえば大欲の段階です。

もちろん、私はこれだけで留まりはしません。その先のスピリチュアル・ヘルスや宇宙欲の段階まで突き進み、人種を超えた人類としてのつながり、宇宙とのつながりを誰もがもてるように、精力的に活動していくつもりです。

「転石苔蒸さず」ということわざがあります。この解釈として、「いつまでも転がっているような若い者には、苔、つまり貫禄や年相応の思索は身につかない」、「転がり続けていれば、いつまでも若さを保つことができるし、苔が蒸して古ぼけてしまうようなことにはならない」という全く相反する二つの解釈ができます。

私はそのどちらでもありません。強いてあげれば「転がり続けて苔を蒸す」です。

そんな欲張りな人生を歩んでみたいと思っていますし、そうすることがすべての人類の遺伝子や右脳の本当の願いなのではないでしょうか。

参考文献

(1) アンドルー・ワイル『癒す心、治る心』角川書店
(2) アブラハム・H・マスロー『完全なる人間』誠信書房
(3) フランシス・クリック『DNAに魂はあるか』講談社
(4) ボリス・セルゲーエフ『右脳と左脳のはなし』東京図書
(5) 立花隆『宇宙からの帰還』中央公論社
(6) 永田親義『活性酸素の話』講談社
(7) マイケル・フォッセル『不老革命』アスキー出版局
(8) テレサ・クレンショー『愛は脳内物質が決める』講談社
(9) 熊野宏昭『EMDRの誕生と発展』星和書店
(10) チャールズ・F・レヴィンソール『エンドルフィン』地人書館
(11) 玉城康四郎『脳幹と解脱』哲学書房
(12) 渡辺昌祐『うつ病と神経症』主婦の友社
(13) 金岡秀友『和訳 理趣経』東京美術
(14) ロジャー・スペリー『融合する心と脳』誠信書房

(15) ワイルダー・ペンフィールド『脳と心の正体』法政大学出版局
(16) ディーパック・チョプラ『エイジレス革命』講談社
(17) コリン・ウィルソン『アウトサイダー』集英社
(18) 立花隆『臨死体験』文藝春秋社

春山茂雄（はるやま　しげお）
1940年京都府に生まれる。実家が東洋医学の医家であったため、幼少より鍼灸指圧などの修業をする。1966年東京大学医学部卒業。東京逓信病院外科、東京都教職員互助会三楽病院外科科長を経て、87年神奈川県大和市に田園都市厚生病院を開設、同院院長。西洋医学と東洋医学を融合した治療・健康指導で高い評価を得ている。また、和風人間ドック、シルバーマンション、東洋医学研究所開設など、従来の枠を越えた幅広い医療事業はマスコミでも注目されている。医学博士。

田園都市厚生病院
〒242-0007　神奈川県大和市中央林間2-6-17
TEL：046（276）1110　FAX：046（274）0076
ホームページアドレス　http://www.maholova.com
メールアドレス　maholova@maholova.com

未病の医学

2001年4月2日　初版発行
著　者　春山茂雄
発行所　(株)マホロバ
神奈川県大和市中央林間2-7-6
TEL：046-277-7118
印　刷　大日本印刷株式会社

ISBN 4-9900687-0-X C0030